Dr. med. Alice Martin | Dr. med. Estefanía Lang

NATÜRLICH FREI VON Akne

Die wirksamsten Methoden, um Pickel, Entzündungen und andere Unreinheiten erfolgreich zu behandeln - für reine und gesunde Haut

riva

Bibliografische Information der Deutschen Nationalbibliothek
Die Deutsche Nationalbibliothek verzeichnet diese Publikation in der Deutschen Nationalbibliografie. Detaillierte bibliografische Daten sind im Internet über http://dnb.d-nb.de abrufbar.

Für Fragen und Anregungen
info@rivaverlag.de

Wichtige Hinweise
Dieses Buch ist für Lernzwecke gedacht. Es stellt keinen Ersatz für eine individuelle medizinische Beratung dar und sollte auch nicht als solcher benutzt werden. Wenn Sie medizinischen Rat einholen wollen, konsultieren Sie bitte einen qualifizierten Arzt. Der Verlag und die Autorinnen haften für keine nachteiligen Auswirkungen, die in einem direkten oder indirekten Zusammenhang mit den Informationen stehen, die in diesem Buch enthalten sind.

Ausschließlich zum Zweck der besseren Lesbarkeit wurde auf eine genderspezifische Schreibweise sowie eine Mehrfachbezeichnung verzichtet. Alle personenbezogenen Bezeichnungen sind somit geschlechtsneutral zu verstehen.

Originalausgabe
1. Auflage 2022

Türkenstraße 89
80799 München
Tel.: 089 651285-0
Fax: 089 652096

Redaktion: Susanne Meinrenken
Umschlaggestaltung: Manuela Amode
Umschlagabbildung: Foto: Patrycia Lukas; Illustrationen: Christina Demetrescu
Layout und Satz: feschart print- und webdesign, Michaela Röhler, Leopoldshöhe
Druck: Florjančič Tisk d.o.o., Slowenien
Printed in the EU

ISBN Print 978-3-7423-1372-0
ISBN E-Book (PDF) 978-3-7453-1066-5
ISBN E-Book (EPUB, Mobi) 978-3-7453-1067-2

Wir produzieren nachhaltig
www.m-vg.de

Weitere Informationen zum Verlag finden Sie unter
www.rivaverlag.de
Beachten Sie auch unsere weiteren Verlage unter www.m-vg.de

Für alle Menschen mit Akne
und unsere dermanostic-Patienten,
die uns so viel Vertrauen
geschenkt haben

Inhalt

Unsere Haut – mehr als bloß eine Hülle

Reine Haut gehört zu den Schönheitsidealen der heutigen Gesellschaft. Dabei zeigen uns die Werbung, Modezeitschriften und Magazine sowie das Leben auf Social Media, wie es im Idealfall aussehen sollte.

Doch nicht jeder hat gesunde und reine Haut: Pickel und Unreinheiten sind völlig normal und gehören zu unserem Alltag dazu. Die Ursachen dafür sind vielseitig, genauso wie die Ausprägungsform.

Akne ist nur eine davon, viele wissen oft gar nicht, dass es sich hierbei um eine echte Krankheit handelt. Täglich sehen wir in unserer Praxis hunderte Patientinnen und Patienten, die an Akne erkrankt sind. Die meisten haben einen langen Leidensweg hinter sich, bis sie sich bei einem Hautarzt digital oder persönlich vorstellen. Das liegt nicht zuletzt daran, dass die Hautveränderungen meist nicht immer gleich schwer ausgeprägt sind und es Phasen mit nur leichten oder kaum Symptomen gibt. Daher bleibt bei Patienten und Patientinnen die Hoffnung auf eine Besserung ohne Therapie bestehen.

Akne ist eine der häufigsten dermatologischen Erkrankungen und betrifft sowohl Männer als auch Frauen. Im Gegensatz zu vielen anderen Hautkrankheiten ist Akne eine chronische Entzündungsreaktion der Haut, bei der sich Pickel und Mitesser sowie Aknenarben bilden können. Die Ursachen sind vielfältig: Genetische Faktoren, aber auch Ernährung, Hormone und Hautpflege spielen eine wichtige Rolle. Es gibt viele Triggerfaktoren, die den Hautzustand verschlechtern können. So kennt zum Beispiel jeder die Zusammenhänge zwischen einer ungesunden Ernährung und einer unreinen Haut oder hat auch selbst schon Erfahrungen damit gemacht. Letztlich ist Akne jedoch eine Erkrankung, die auch einer medizinischen Behandlung bedarf. Das bedeutet, dass man selbst die Erkrankung positiv beeinflussen kann, zum Beispiel durch eine gesunde Ernährung, die richtige Hautpflege und vieles mehr. Die Entzündungskaskade jedoch sollte durch lokal (nur an der betroffenen Hautregion) oder systemisch (also über das Blut im ganzen Körper) wirksame Wirkstoffe aktiv unterbrochen werden. An dieser Stelle kommt der Hautarzt beziehungsweise die Hautärztin ins Spiel. Die verschriebene Therapie soll die störende Erkrankung abmildern und möglichst zur Heilung führen.

Dieses Buch ist an alle gerichtet, die sich mit dem Aufbau der Haut, der Entstehung von Unreinheiten und dem eigenverantwortlichen Umgang bei einer Akne beschäftigen wollen.

Natürlich frei von Akne zeigt dir mehr als nur die Grundlagen. Du wirst verstehen, wie sich ein Pickel bildet, was der Unterschied zwischen einem Pickel und einem Mittesser ist, und warum Aknenarben oder Pickelmale entstehen.

Jedes Kapitel setzt einen anderen Schwerpunkt und zeigt dabei, an welchen Stellen man selbst aktiv den Verlauf dieser Hautkrankheit beeinflussen kann. Du wirst lernen, was du neben der medizinischen Behandlung selbst tun kannst, um deine Akne zu verbessern.

Kleiner Tipp vorab: Schau doch mal auf **m-vg.de/link/akne/** vorbei, hier kannst du mit einem kurzen Test ganz einfach deinen Hauttyp bestimmen und so die richtige Pflege für dich und gegen deine Akne wählen!

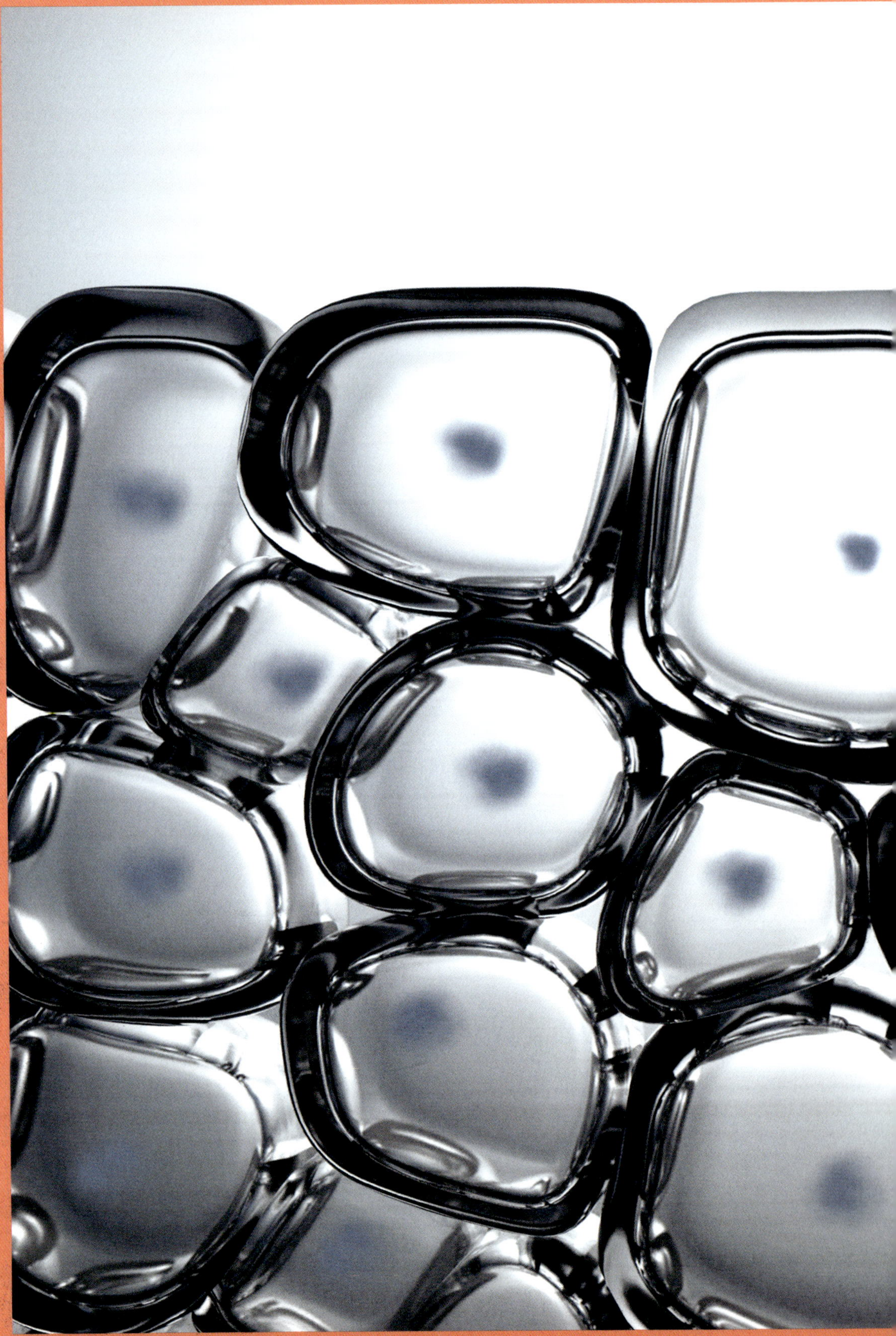

1

Unsere Haut – Aufbau und Funktion

Akne ist in den westlichen Ländern der häufigste Vorstellungsgrund für einen Hautarztbesuch. Die Ursachen hierfür sind sehr komplex und teilweise unterschiedlich. Bevor es um die Details der Akne geht, sollten wir uns einen Überblick über die Eigenschaften und Besonderheiten der Haut machen. Sie ist ein Schutzmantel für unseren Körper und stellt gleichzeitig eine Verbindung zwischen Körper und der Welt, die uns umgibt, dar. Damit einher gehen also zahlreiche Funktionen, Aufgaben und auch Reaktionen.

Die Haut ist das größte Organ unseres Körpers

Diese Aussage hört man sehr oft, wenn man sich intensiver mit der Haut beschäftigt. Doch was genau heißt das und wie können wir uns das vorstellen?

Unsere Haut hat eine Größe von circa 2 Quadratmetern und bedeckt die gesamte Körperoberfläche (Abbildung unten). Durchschnittlich 15 Prozent unseres Körpergewichts macht nur die Haut aus. Zum Vergleich: Bei einem 70 Kilogramm schweren Erwachsenen sind das etwa 10 Kilogramm.

Die Haut besteht aus bis zu 110 Milliarden Hautzellen.[1] Diese Zahl allein ist sehr schwer vorstellbar, deshalb hier ein Beispiel: Auf unserer Erde leben aktuell etwas weniger als 8 Milliarden Menschen. Im Vergleich dazu haben wir also circa 14-mal mehr Hautzellen, als es Menschen auf der Erde gibt. Und wenn man weiß, dass sich die komplette Haut mit ihren 110 Milliarden Zellen innerhalb von nur 28 Tagen vollständig erneuert, dann ist das eine große Leistung.

Ein Quadratzentimeter unserer Haut beinhaltet durchschnittlich etwa 6 Millionen Zellen[2], 150.000 Pigmentzellen (beeinflussen die Farbe unserer Haut), 5000 Sinneszellen, 100 Schweißdrüsen und circa 15 Talgdrüsen.

Bereits bei kleinen Störungen (zum Beispiel durch eine falsche Pflege oder Ernährung oder Stress) können unmittelbare Reaktionen auf der Haut entstehen, denn das Zusammenspiel ist komplex. Und wenn die Störfaktoren behoben werden, zeigt sich meist innerhalb eines Erneuerungszyklus der Haut eine Besserung der Symptome.

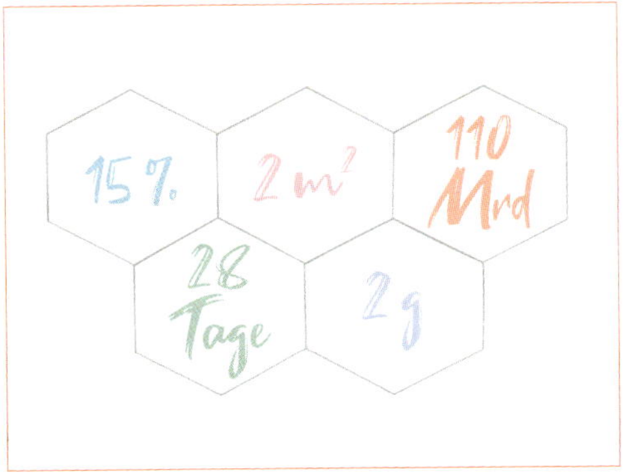

Das Organ Haut ist mit einer Fläche von 2 Quadratmetern ziemlich groß, recht schwer und besteht aus 110 Milliarden Zellen, die innerhalb von jeweils 28 Tagen komplett erneuert werden.

Die Hautschichten: Epidermis, Dermis, Subcutis

Bildlich gesprochen kann man sich die Haut als ein dreistöckiges Gebäude vorstellen. Jedes Stockwerk hat eine unterschiedliche Zusammensetzung und Funktion. Dazu zählen folgende drei Schichten (Abbildung unten):

- Oberhaut *(Epidermis)*
- Lederhaut *(Dermis)*
- Unterhaut *(Subcutis)*

Das Dach des Gebäudes – die Oberhaut – ist von sehr haltbaren, aber auch transparenten Dachziegeln – den Hornzellen – bedeckt. Diese oberste Schicht schützt die darunterliegenden Zellen unter anderem vor physikalischen, mechanischen, thermostatischen (kälte- und hitzebedingt) sowie chemischen Irritationen. In der darunterliegenden Lederhaut befinden sich wichtige Rezeptoren, also Sinneszellen, sowie Blutgefäße, die die Zellen mit Nährstoffen versorgen. Die Unterhaut wiederum sorgt für eine Wärmeisolation und dient als Druckpolster.

Zusammensetzung der Hautzelle

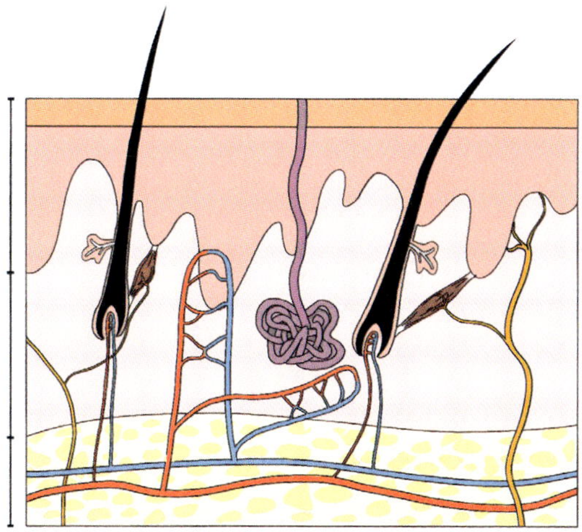

Die Haut besteht aus drei Schichten, von denen jede ihre eigene wichtige Funktion hat.

Die Zelle ist die kleinste und gleichzeitig auch die wichtigste Einheit unseres Lebens. Nahezu jedes bekannte Lebewesen besteht aus Zellen. Forscher schätzen, dass wir aus mehreren Billionen Zellen bestehen.

Diese gigantische Anzahl klingt im ersten Moment überwältigend, jedoch ist unser Körper sehr gut strukturiert: Millionen von Zellen bilden gemeinsame Einheiten und erfüllen zusammen lebenswichtige Funktionen des Körpers. Nach ihrer Funktion werden verschiedene Zelltypen unterschieden: Es gibt beispielsweise die Nervenzellen unseres Gehirns, Muskelzellen, Gefäßzellen, Hautzellen und andere.

Doch wie ist eine Zelle grundsätzlich aufgebaut und welche Besonderheiten machen unsere Hautzellen aus?

Eine normale Körperzelle hat einen Durchmesser von circa 30 Mikrometern.[3] Zum Vergleich: Eine 1-Cent-Münze hat einen Durchmesser von circa 16 Millimetern. Die Zelle ist also etwa 500-fach kleiner als eine 1-Cent-Münze.

Alle bekannten Zellen, mit wenigen Ausnahmen, haben wichtige Gemeinsamkeiten: Sie besitzen einen Zellkern und eine Zellmembran (Abbildung unten). Im Zellkern befindet sich die genetische Information der Zelle auf der sogenannten DNA *(Desoxyribonukleinsäure)*. Die DNA kann man sich als Bauplan für alle Zellbestandteile vorstellen.

Die Zelle selbst grenzt sich gegenüber anderen Zellen durch eine Wand (sogenannte Membran) ab. Diese Membran ist nicht komplett unpassierbar, sondern für gewisse Stoffe durchlässig; dies bezeichnet man als halb durchlässig *(semi-permeabel)*. So befähigt die Membran die Zelle, mit ihrer Umwelt zu kommunizieren und bestimmte Stoffe mit der Umwelt und den anderen Zellen auszutauschen, was für ihr Überleben essenziell ist. Insbesondere im Rahmen der Aknetherapie ist diese Eigenschaft für die Zellregulation wichtig, denn nur dadurch kön-

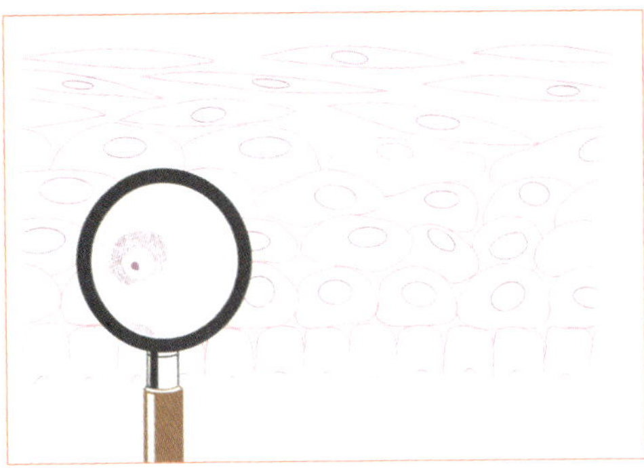

Schematische Zeichnung einer einzelnen Hautzelle mit dem Zellkern und den Zellorganellen.

nen Nähr- und Wirkstoffe aus oberflächlich aufgetragenen Cremes und anderen Pflegeprodukten in die tieferliegenden Gewebeschichten resorbiert werden.

Doch was unterscheidet eine Hautzelle von anderen Körperzellen? Die Hautzellen werden in der Fachsprache auch als *Keratinozyten* bezeichnet. Sie werden so genannt, weil sie die für unsere Haut essenzielle Hornsubstanz »Keratin« bilden. Keratin ist ein spezielles Eiweiß (Strukturprotein), welches unsere Hautzellen untereinander vernetzt und stabilisiert. Es wirkt wasserabweisend und verleiht der Haut Schutz und Stabilität. Außerdem ist Keratin die wichtige Grundsubstanz von Haaren und Nägeln.[4]

Zwischen den zahlreichen Keratinozyten befinden sich Fette (sogenannte Ceramide), die den Zellzwischenraum wie ein wasserabweisender Mörtel versiegeln und dadurch die Haut schützen. Den Aufbau der obersten Hautschicht kann man mit einer klassischen Backsteinmauer vergleichen (Abbildung unten): Die mit Keratin gefüllten Hautzellen stellen hier die starren und strukturgebenden Backsteine dar. Doch was wäre eine Backsteinmauer ohne den Mörtel, der die Steine an Ort und Stelle hält?

Diese wichtige Aufgabe übernehmen die speziellen Hautfette, die Ceramide. Wie bei einer echten Backsteinmauer verbinden sie die Steine beziehungsweise die Hautzellen untereinander und schaffen so eine sehr widerstandsfähige Barriere. Doch sie haben nicht nur eine mechanische Funktion: Durch ihre besonderen wasserabweisenden Eigenschaften versiegeln sie die Haut und schützen sowohl vor Wasserverlust als auch dem Eindringen von Fremdstoffen. Die Hautzellen und ihre Ceramide bilden so eine der wohl wichtigsten Barrieren des gesamten Körpers gegenüber der Umwelt.

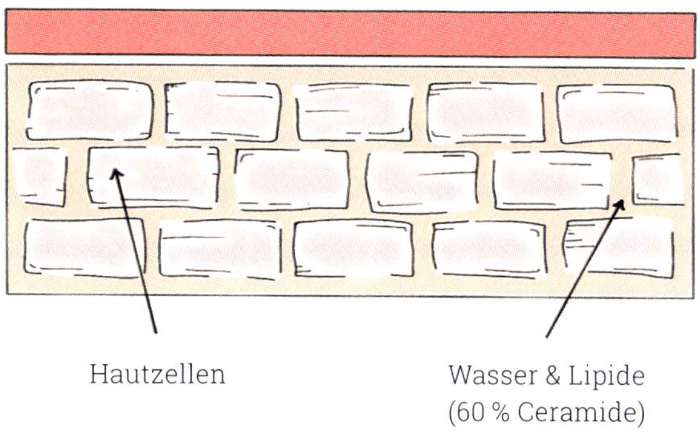

Vereinfacht kann man sich die oberste Hautschicht wie eine Mauer vorstellen, die unseren Körper nach außen abdichtet.

Schicht für Schicht: Die Hautzellschichten

Wie bereits beschrieben, besteht unsere Haut aus der Oberhaut *(Epidermis)*, der Lederhaut (*Dermis)* und der Unterhaut *(Subcutis)*. Jede dieser Schichten weist wiederum verschiedene Abteilungen auf, die im Folgenden beschrieben werden.

Die Epidermis - unsere Oberhaut

Die äußerste Schicht der Haut wird als *Epidermis* bezeichnet. *Epi* ist griechisch und bedeutet so viel wie »auf«. *Dermis* kommt ebenfalls aus dem Griechischen und bedeutet »Haut«. Die Epidermis liegt also auf der Haut und wird somit auch Oberhaut genannt (Abbildung unten). Sie lässt sich in vier verschiedene Schichten einteilen.

Die Hornzellen werden in der untersten Schicht der Epidermis, nämlich der Basalschicht, gebildet. Bis zur oberflächlichen Hornzelle durchläuft die Hautzelle verschiedene Entwicklungen, die man in unterschiedlichen Schichten erkennen kann. Hierbei weisen die Zellen in den untersten Schichten der Epidermis noch eine eher runde Form auf und flachen auf dem Weg zur obersten Schicht immer weiter ab (Abbildung Seite 15).

Hornzellschicht

- Platte, tote Zellen, die fast ausschließlich aus Keratin bestehen.
- Bildung einer mörtelartigen, wasserabweisenden Substanz an der Oberfläche der Hornzellschicht.

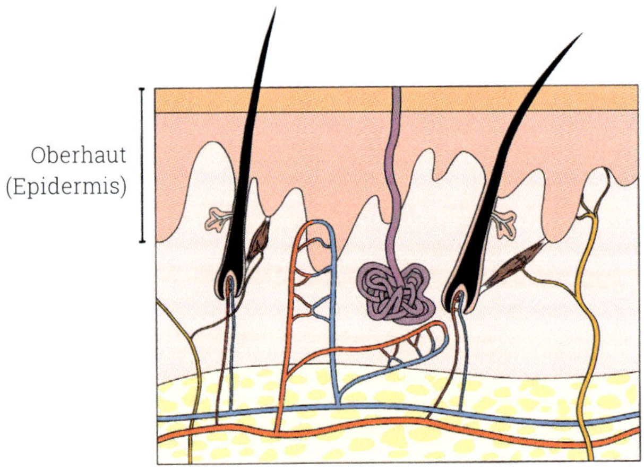

Die Oberhaut schützt uns vor Einflüssen von außen.

Körnerzellschicht

- Zellen platten weiter ab und lagern nun in vielen kleinen körnerförmigen Einlagerungen noch mehr Keratin und spezielle Fette ein.
- Schwer passierbare, wasserabweisende Schutzschicht wird durch Ceramide, Fette und enge Kontakte zu Nachbarzellen gebildet.
- Ceramide, Fette und sehr dichte Kontakte zu Nachbarzellen bilden eine extrem schwer passierbare und wasserabweisende Schutzschicht in der Oberhaut.

Stachelzellschicht

- Hautzellen beginnen hier mit ihrer Keratinbildung und somit Verhornung.
- Zellen scheinen aufgrund von speziellen Kontakten zu ihren Nachbarzellen eine stachelartige Form anzunehmen.

Basalzellschicht

- Ursprung jeder Hautzelle der Oberhaut mit rundem oder quadratischen Aussehen.
- Basalzellen fungieren als sogenannte Stammzellen.

Basallamina

- Eine extrem dünne Proteinschicht am unteren Pol der Basalzellschicht.
- Sie bildet die Verbindung zur Lederhaut.

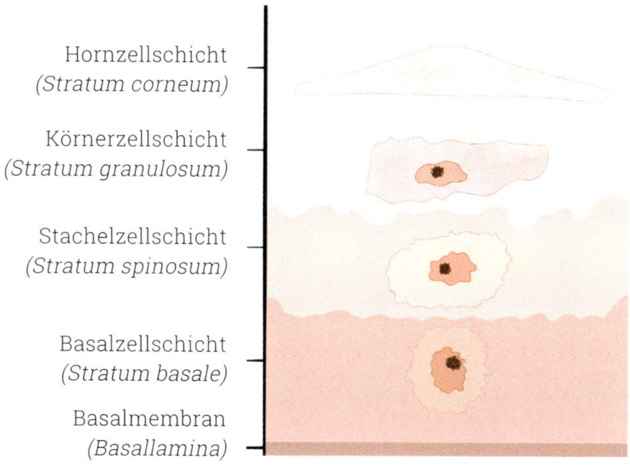

Die Oberhaut ist aus vier Schichten mit unterschiedlich geformten Hautzellen aufgebaut.

Auf dem Weg durch die verschiedenen Schichten der Oberhaut altert die Hautzelle also immer mehr und wandelt sich zu guter Letzt in eine leblose Hornzelle um. Ihr Zellkern stirbt langsam ab und sie verliert die Fähigkeit, ihren Stoffwechsel aufrechtzuerhalten.

Doch diese abgestorbenen Hautzellen erfüllen nun einen unersetzlichen Dienst: In der äußersten Schicht verhindern sie unter anderem die Verdunstung von Wasser und schützen so vor Austrocknung (diese nennt man in der Fachsprache *transepidermaler Wasserverlust*). Zusätzlich schützt der Talg, gebildet von Talgdrüsen, als körpereigenes Fett die Außenfläche der Haut, da er sich wie eine schützende Hülle auf die Hornzellschicht legt. Man kennt es aus dem Alltag: Fett ist wasserabweisend und hält die Haut geschmeidig.

Sowohl der Prozess der Horn- als auch der Talgbildung spielen eine wichtige Rolle bei der Entstehung der Akne. Hierauf wird jedoch später genauer eingegangen, wenn wir uns mit der Entstehung eines Pickels beschäftigen.

Dass die Hornschicht auch eine wichtige mechanische Schutzfunktion hat, erkennt man sehr gut an den Fußsohlen und Handflächen. Diese Stellen werden durch das alltägliche Gehen, Greifen und Arbeiten besonders beansprucht. Das Resultat kennt jeder: An besonders beanspruchten Stellen bildet sich zum Schutz eine deutlich dickere Hornhaut aus straffem, äußerst robustem Material. Sie kann an stark beanspruchten Stellen auch eine Dicke von mehreren Millimetern annehmen. Zum Vergleich: Die unbeanspruchte Hornschicht ist etwa 100-fach dünner (zum Beispiel unterhalb der Augen).

Die Hornzellschicht ist mit durchschnittlich circa 15 bis 20 Zellschichten auf den unbeanspruchten Armen und Beinen vergleichsweise klein und auf den ersten Blick unscheinbar aufgebaut.[5] Jedoch stellt sie eine der effektivsten Barrieren des Körpers dar. Unsere Hautbarriere ist aufgrund des Aufbaus auch für eine große Anzahl von Medikamenten ein unüberwindbares Hindernis und daher noch immer ein wichtiger Gegenstand der Forschung.

Die Dermis – die Lederhaut

Die Lederhaut ist die mittlere der drei Hautschichten. Sie liegt zwischen der Ober- und der Unterhaut und verankert unsere Oberhaut (Abbildung unten). Außerdem versorgt sie die Oberhaut durch zahlreiche Gefäße mit lebenswichtigen Nährstoffen. Die Epidermis ist hiervon vollkommen abhängig, da sie keine eigenen Gefäße besitzt.

Der Name »Lederhaut« rührt übrigens daher, dass dieser Teil der tierischen Haut beim Gerben das Leder liefert.

Wie so oft beim Betrachten der Haut stellen wir auch hier fest, dass die Lederhaut bei genauerer Betrachtung in zwei verschiedene Schichten gegliedert werden kann: Die obere Schicht besteht aus lockerem Bindegewebe und beinhaltet viele kleine Blutgefäße, sogenannte Kapillaren, zur Versorgung der Oberhaut. Sie verzahnt sich wie ein Reißverschluss durch Zapfen und Papillen mit der Epidermis und bildet so eine stabile mechanische Fixierung. Des Weiteren befinden sich hier einige Sinneszellen. In der oberen Schicht der Lederhaut handelt es sich vor allem um Zellen des Tast- und Schmerzempfindens.

Die untere Schicht der Dermis wird auch als Netzschicht bezeichnet. Dieser Name ist durch die vielen dicken Fasern von sowohl elastischem als auch straffem Bindegewebe entstanden, die sich netzartig übereinanderlegen und verzweigen. Zusammen bilden sie ein sehr zugfestes, stabiles Netz. Die Verlaufsrichtung dieser Faserbündel ist auch in der Chirurgie von großer Bedeutung: Hautschnitte entlang dieser soge-

Lederhaut (Dermis)

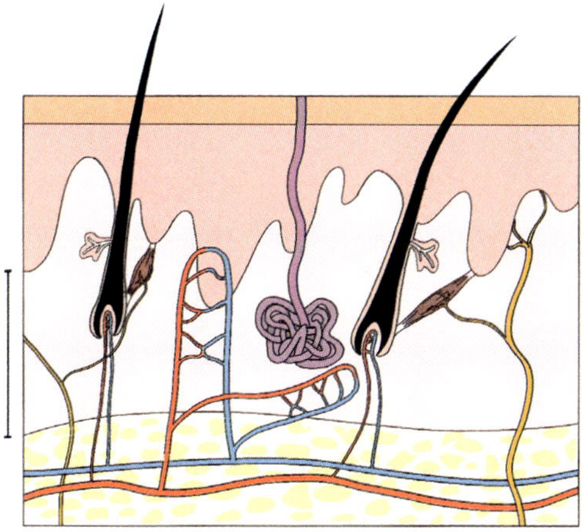

Die Lederhaut stabilisiert die Oberhaut und versorgt sie mit wichtigen Nährstoffen.

nannten Spaltlinien gehen deutlich weniger auseinander und verheilen wesentlich ästhetischer. Chirurgen versuchen deshalb stets, ihre Schnitte möglichst entlang dieser Linien zu setzen.[6] Übrigens ist diese Schicht wichtig bei der Narbenbildung, zum Beispiel bei den Aknenarben. Denn Verletzungen führen zu einer Neuanordnung der elastischen Fasern und zu einem Gewebedefekt. Dieser wird durch Narbengewebe zum Teil ausgefüllt, dennoch können je nach Tiefe der Entzündungen und Pickel ausgeprägte Narben entstehen.

In der Netzschicht befinden sich noch weitere Sinneszellen, die dabei helfen, Dehnung wahrzunehmen. Auch Blutgefäße verlaufen hier und speisen die Kapillaren, also die kleinen Blutgefäße, der oberen Schicht.

Hier befinden sich auch die Haarfollikel, Schweiß-, Duft- und Talgdrüsen, die für die Entstehung der Akne von großer Bedeutung sind. Auf diese gehen wir später noch genauer ein.

Die Subcutis – die Unterhaut

Die unterste Hautschicht ist die sogenannte *Subcutis*. Ähnlich wie bei der Epidermis lässt sich vom Namen hier leicht auf die Lage schließen: *Sub* bedeutet im Lateinischen »unter« und *Cutis* steht für »Haut« und fasst sowohl die Ober- als auch die Lederhaut zusammen. Subcutis lässt sich also als Unterhaut übersetzen (Abbildung unten).

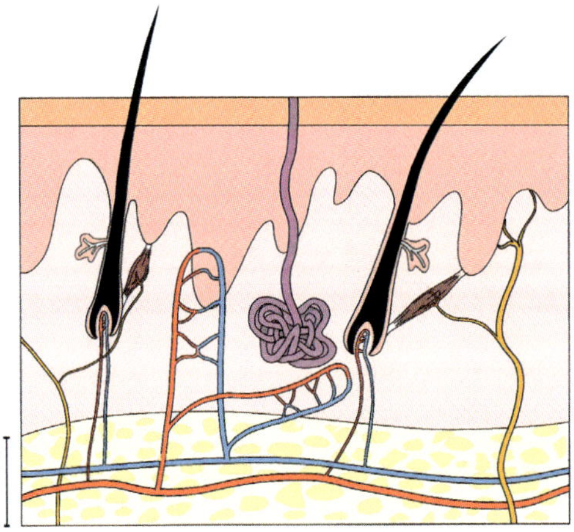

Die Unterhaut ist fest mit der darüberliegenden Lederhaut verbunden, aber auch selbst gut verankert. Sie ist reich an Fettzellen, Blutgefäßen und Nerven.

Die Subcutis besteht im Wesentlichen aus Bindegewebskammern, die mit mehr oder weniger vielen Fettzellen gefüllt sind. Der Fettgehalt der Subcutis ist von vielen verschiedenen Faktoren wie dem Alter, der Konstitution oder auch dem Hormonspiegel abhängig.

Über feste Bindegewebszüge ist die Subcutis mit der darüberliegenden Lederhaut fest verbunden und auch an unter ihr liegenden Körperfaszien, Sehnen oder der Knochenhaut verankert. In den Bindegewebszügen verlaufen viele Blutgefäße und Nervenfasern. Die Subcutis ist also sehr gut durchblutet und sorgt so für die Versorgung und Ernährung der Haut. Durch viele feine Nervenäste und spezielle Sinneszellen für Vibrationsempfinden ist sie auch für die Wahrnehmung der Umwelt von großer Bedeutung.

Da Fett sehr gut isoliert, ist die Subcutis für den Wärmehaushalt des Körpers wichtig. Das Fett dient auch als Energiespeicher, welcher bei Bedarf durch die Durchblutung der Subcutis gut mobilisiert werden kann.

Besondere Zellen, Haare, Talg und Schweiß

Die beschriebenen drei Hautschichten beherbergen zahlreiche Zellen mit bestimmten Funktionen. Zudem wachsen Haare in der Haut und spezielle Drüsen produzieren Fette (Talg) und Schweiß.

Besondere Zellen unserer Haut

Die Haut besteht aus vielen weiteren Zellen und Zellbestandteilen, die für ihre Funktion sehr wichtig sind. Im Folgenden wollen wir auf einige besonders wichtige Vertreter näher eingehen, die auch für Folgeerscheinungen der Akne wichtig sind, wie zum Beispiel den Pickelmalen.

Melanozyten

Eine wichtige Zellart der Haut sind die sogenannten *Melanozyten*. Ihr Name erklärt hier wieder ihre Funktion: Es sind Melanin *(Melano-)* bildende Zellen *(-zyten)*. Melanin ist ein Pigment und führt zur Braunfärbung der Hautoberfläche.

Die Melanozyten befinden sich meist in der Basalschicht der Epidermis und haben einen relativ runden Zellkörper mit einigen Fortsätzen, die mit normalen Hautzellen in Kontakt stehen. Das von ihnen gebildete Farbpigment Melanin dient unserer Haut als natürlicher Schutz vor potenziell krebserregender UV-Strahlung (ultraviolette Strahlung). Es wird durch die Melanozyten an die zur Oberfläche wandernden Hautzellen abgegeben.

Die Haut- und Haarfarbe eines Menschen wird im Wesentlichen von dem Ausmaß der Melaninbildung, der sogenannten Synthese, der Melanozyten sowie der Anordnung in *Melanosomen* bestimmt. Melanosome sind die Hohlräume, in denen das Melanin sozusagen verpackt wird. Hierbei führt eine höhere Melaninsynthese zu einer dunkleren und eine geringere zu einer helleren Haut- und Haarfarbe. Die Melaninproduktion kann aber auch durch äußere Faktoren stimuliert werden. Dazu zählen unter anderem das UV-Licht, die Einnahme bestimmter Medikamente sowie eine Entzündung.[7] Häufig entstehen im Rahmen der Akne sogenannte Pickelmale (*Pusteln*; lateinisch *pus* bedeutet »Eiter«). Dabei handelt es sich medizinisch um eine »postinflammatorische Hyperpigmentierung«. Das bedeutet, dass durch die Entzündung die Melanozyten stimuliert werden, mehr Melanin zu produzieren. Daher können sich um die entzündeten Pickel kleine Verfärbungen bilden, die aber im Verlauf wieder verblassen.

Langerhans-Zellen

Wir haben bisher gelernt, dass die Haut sehr viele verschiedene Mechanismen hat, um schädliche Eindringlinge aus den tieferen Hautschichten fernzuhalten. Doch was passiert, wenn es ein Erreger schafft, die äußeren Barrieren der Haut zu passieren?

Hier kommen die sogenannten Langerhans-Zellen ins Spiel: Sie sind nach ihrem Entdecker, Paul Langerhans, benannt und befinden sich in der Stachelzellschicht unserer Oberhaut.

Ihre Hauptaufgabe ist es, Eindringlinge zu erkennen und mithilfe des Immunsystems unschädlich zu machen. Im Gegensatz zu den meisten anderen Zellen der Haut sind Langerhans-Zellen durch ihre vielen kleinen Ausläufer beweglich und können so aktiv nach Eindringlingen suchen. Sobald sie einen fremden Stoff oder Erreger gefunden haben, fressen sie diesen und machen sich auf den Weg, um ihn dem Immunsystem zu präsentieren. Das geschieht meist in dem nahen gelegensten Lymphknoten, von wo aus dann auch eine angemessene Immunantwort gegen den gefundenen Erreger startet. Bei Funktionsstörungen der Langerhans-Zellen reagiert die Haut deutlich stärker auf Fremdstoffe und es kann schneller zu Entzündungen oder allergischen Reaktionen kommen. Auch für die Akne sind Langerhans-Zellen wichtig, denn sie schützen die Haut vor zusätzlichen Erregern, die das Hautbild weiter verschlimmern könnten. Zur Entstehung der Akne kommen wir später im Detail.

Haare, Talg und Schweiß

Unser Körper ist bedeckt mit den sichtbaren Terminalhaaren und den feinen Vellushaaren, die auch schützende Funktionen haben. Auch der Talg aus den Talgdrüsen bietet Schutz. Zur Wärmeregulation können wir Schweiß abgeben, den die Schweißdrüsen in der Haut produzieren.

Aufbau der Haare

Betrachtet man die ersten Tiere und Vorgänger des Homo sapiens, fällt eines schnell ins Auge: Sie sind und waren deutlich stärker behaart, als wir es heute sind. Ihre Haare bilden ein dichtes und wärmendes Fell, welches in der Natur überlebenswichtig ist. Im Laufe der Evolution haben sich die Haare beim Menschen deutlich zurückgebildet und sind jetzt nur noch rudimentär, also teilweise, vorhanden. Auch wenn man es nicht auf den ersten Blick sieht, ist der gesamte Körper aber noch immer bis auf wenige Ausnahmen behaart. Dabei unterscheidet man zwei verschiedene Varianten der Haare:

- Das *Terminalhaar* bezeichnet das dicke und gut sichtbare Haar im Kopf-, Bart-, Achsel-, und Intimbereich.
- Die *Vellushaare* (Flaumhaare) sind feine, dünne Haare, die den Rest der Körperoberfläche bedecken. Am Unterarm oder an den Beinen kann man sie besonders gut erkennen.

Nur die Leistenhaut (Hand- und Fußinnenflächen) ist frei von Haaren.

Doch welche Funktionen haben die Haare heutzutage für den Körper?

Sie schützen beispielsweise die Kopfhaut vor Sonnenstrahlen, verhindern an der Nase und den Ohren das Eindringen von Erregern und schützen als Wimpern die Augen vor Staub und Schmutz. Außerdem erhöhen sie deutlich unseren Tastsinn und helfen bei der Regulation der Körpertemperatur. Aber wie genau sind die Haare aufgebaut und welche Rolle spielen sie bei der Entstehung der Akne?

Grundsätzlich bestehen Haare aus keratingefüllten abgestorbenen Hornzellen, die sich fadenförmig zusammenlagern. Man kann Haare in drei Bestandteile gliedern: Haarwurzel, Haarfollikel und Haarschaft.

Die Bestandteile eines Haars

Haarwurzel: Bildungsort des Haares in der Lederhaut; Hornzellen werden kontinuierlich gebildet, verkleben miteinander und bilden so einen Hornstrang (das Haar). Melanozyten umgeben die Wurzel und geben Melanin an Hornzellen ab; so entsteht unsere Haarfarbe.

Haarfollikel: Einstülpung der Oberhaut, in der das Haar »feststeckt«.

Haarschaft: Teil des Haares, der aus der Haut ragt.

Ein Haar bildet immer eine Einheit mit einem Haarmuskel und einer Talgdrüse. Der Haarmuskel kann das Haar bei Erregung aufstellen und führt so zum bekannten Bild der »Gänsehaut«. Auch die Gänsehaut hat für den Körper eine nützliche Funktion: Die bei Kälte aufgestellten Körperhaare können die vom Körper erwärmte Luft an der Haut halten und schaffen so ein wärmendes Luftpolster.

Die Haare auf dem Kopf wachsen beispielsweise etwa einen Zentimeter im Monat; dies entspricht in etwa der Dicke eines Zeigefingers. Die Form des Haarschafts bestimmt hierbei, ob jemand glatte oder eher lockige Haare hat: Haben Haare einen im Querschnitt eher runden Haarschaft, sind sie meist sehr glatt. Ist der Querschnitt des Haarschafts oval bis elliptisch, hat man wahrscheinlich lockige Haare.

Talg und Talgdrüsen

Talg ist ein wichtiges Hautfett, welches von Talgdrüsen produziert und sowohl an Haare als auch an die Hautoberfläche abgegeben wird. Es besteht aus Fettsäuren, Wachsestern und Triglyceriden.[8]

Talgdrüsen kommen grundsätzlich am gesamten Körper vor, befinden sich aber größtenteils an Haare gebunden (Abbildung unten). Sie liegen in der Lederhaut und bestehen aus speziellen Talgzellen *(Sebozyten)*, die Fette *(Lipide)* produzieren. Diese Zellen werden am Boden der Talgdrüse gebildet und wandern durch den Nachschub an neuen Talgzellen immer weiter in die Mitte der Drüse. Dort angekommene Talgzellen sind prall gefüllt und platzen auf. Somit sind die Zellen selbst auch Bestandteil des Talgs, welcher sich entlang des Ausführungsgangs an der Hautoberfläche entleert.

Der fettreiche Talg überzieht wie ein dünner Film Haut und Haare und schützt diese so vor Austrocknung. Er hält die Haut geschmeidig und sorgt dafür, dass die Haare glänzen. Außerdem bietet die Talgschicht einen Schutz vor Krankheitserregern und schädlichen Chemikalien.

Die Talgproduktion hängt von vielen verschiedenen Faktoren ab. Der wichtigste Faktor ist der Hormonspiegel der Sexual- oder auch Geschlechtshormone. Grundsätzlich kann man hier sagen, dass ein höherer Spiegel zu einer erhöhten Talgproduktion führt. Der Hormonspiegel steigt mit Beginn der Pubertät deutlich an. Jeder kennt die vielen Pickel, die mit der Pubertät einhergehen: Durch die Erhöhung an Sexualhormonen steigt auch die Talgproduktion deutlich an und mit ihr die Wahrscheinlichkeit, Pickel oder eine Akne zu entwickeln.

Aber warum genau ist Talg bei der Bildung von Pickeln so wichtig? Und wie genau entstehen die unerwünschten Mitesser? Das schauen wir uns gleich bei der Entstehung eines Pickels genauer an.

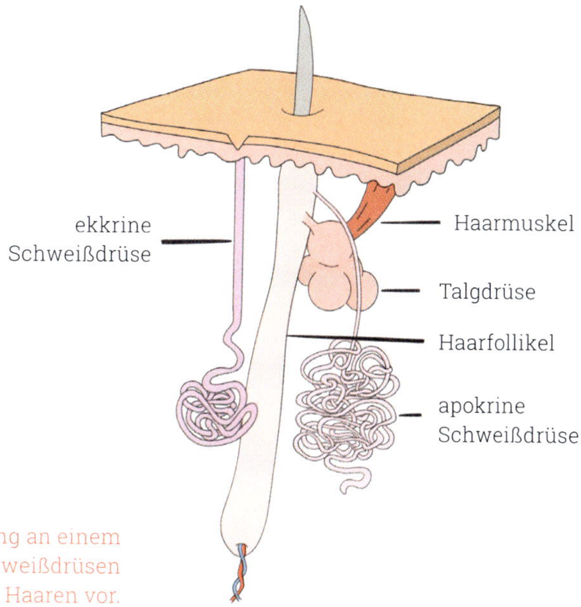

Talgdrüsen sind meist jeweils eng an einem Haarschaft lokalisiert. Auch Schweißdrüsen kommen oft in der Nähe von Haaren vor.

Schweiß und Schweißdrüsen

Schweiß ist das saure Sekret unserer Schweißdrüsen und besteht fast ausschließlich aus Wasser. Um genau zu sein, besteht er zu circa 99 Prozent aus Wasser. Weitere Bestandteile sind vor allem Salze und ein geringer Anteil an speziellen Fetten.[9, 10]

Wenn man an Schweiß denkt, kommen einem schnell die unangenehmen Gerüche in den Sinn. Doch frischer Schweiß ist nahezu geruchlos. Es ist ein Mythos, dass Schweiß selbst riechen würde. Der säuerliche Geruch entsteht erst dadurch, dass bestimmte Bakterien, die auf der Haut leben, gewisse Fette im Schweiß abbauen. Die Abbauprodukte dieser Bakterien sind der Grund für den sauren »Schweißgeruch«.

Doch wie wird Schweiß gebildet? In der Lederhaut sitzen die Schweißdrüsen und weisen eine knäuelartige Form auf. In der Tiefe der Drüse wird der Schweiß als eine Mischung aus Wasser und Mineralien produziert und über einen geraden Ausführungsgang an die Hautoberfläche abgegeben.

Zudem gibt es die sogenannten Duftdrüsen. Diese bilden im Vergleich zu normalen Schweißdrüsen ein zähflüssiges und fettreiches Sekret.[11] Ihre Ausführungsgänge münden fast immer in Haarfollikel, wodurch ihr Sekret zusammen mit dem Talg der Haare an die Hautoberfläche gelangt. Duftdrüsen beginnen ihre Aktivität erst mit der Pubertät und erhalten ihren Namen durch die Sexuallockstoffe, auch *Pheromone* genannt. Diese befinden sich in ihrem Sekret. Auch das frische Sekret der Duftdrüsen ist geruchlos; der Geruch entsteht auch hier wieder durch die Einwirkung von Bakterien.

Der Hauptgrund dafür, weshalb wir schwitzen, liegt in der Wärmeabgabe. Durch das Verdunsten des Wassers im Schweiß kühlt der Körper bei hohen Temperaturen ab. Ohne das Schwitzen wäre es deutlich schwieriger, sich an hohe Temperaturen anzupassen. Schweiß unterstützt als saures Sekret den antibakteriellen Säureschutzmantel der Haut und schützt so vor schädlichen Bakterien.

Schweiß hat generell nichts mit Akne oder normalen Pickeln zu tun. Jedoch gibt es sogenannte Hitzepickel, die man leicht mit normalen Pickeln verwechseln könnte. Ein Hitzepickel entsteht, wenn der Ausführungsgang einer Schweißdrüse verstopft ist und sich der Schweiß somit in der Drüse anstaut. Der Schweiß kann nicht verdunsten und sammelt sich unter der Haut an. Dadurch bilden sich kleine milchige, durchsichtige oder auch rote Bläschen auf der Haut. In der Regel sind sie harmlos und heilen von selbst ab.

Entstehung eines Pickels

Die Entstehung eines Pickels ist die Grundlage der Akne. Bevor sich ein Pickel bilden kann, entstehen sogenannte *Komedonen* (Mitesser), die entweder als offen *(Blackhead)* oder geschlossen *(Whitehead)* bezeichnet werden (siehe unten und Abbildung Seite 51).

Besprechen wir also zuerst die Entstehung eines Pickels im Detail, um einen normalen Pickel von anderen Hautunreinheiten abgrenzen zu können.

Meistens führen zwei verschiedene Faktoren zur Entstehung eines Pickels: eine Überproduktion von Hornzellen (*Hyperkeratose*) und eine übermäßige Talgproduktion durch die Talgdrüsen (*Seborrhö*).

Normalerweise werden sowohl Hornzellen als auch Talg über die Ausführungsgänge der Talgdrüse an die Oberfläche transportiert. Es kann jedoch vor allem durch erhöhte Hornzell- oder Talgbildung dazu kommen, dass ein Pfropf aus Hornzellen und Talg den Ausführungsgang einer Talgdrüse blockiert. Die entsprechende Pore verstopft und Talg kann nicht mehr austreten: Mitesser entstehen.

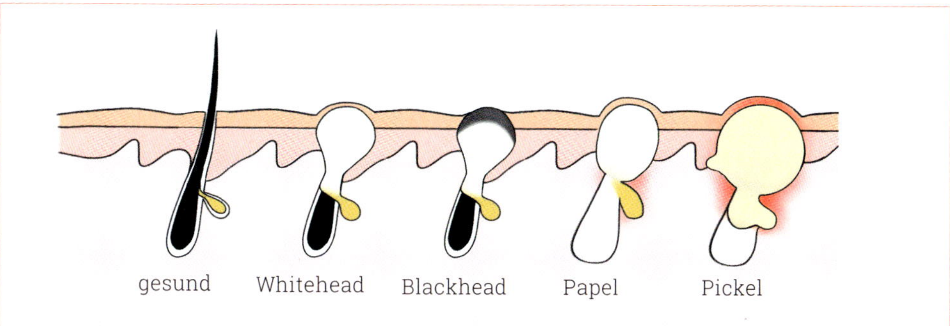

Bevor ein Pickel entsteht, bilden sich Mitesser in der Haut, die nach ihrem Aussehen entweder als Whitehead oder als Blackhead bezeichnet werden.

Bei Blackheads (offene Komedonen) befindet sich der Pfropf aus Hornzellen und Talg bereits an der Hautoberfläche und verstopft dort die Talgdrüse. Der Inhalt des Propfs, besonders der Talg, reagiert mit dem Sauerstoff der Umgebungsluft, oxidiert und färbt sich schwarz.

Bei Whiteheads (geschlossene Komedonen) befindet sich der Pfropf aus Hornzellen und Talg noch unterhalb der Hautoberfläche und schimmert deswegen weißlich durch die Haut. Mit der Zeit können sich geschlossene zu offenen Komedonen entwickeln, indem der Pfropf weiter in Richtung der Oberfläche getrieben wird.

Der angestaute Talg bildet einen idealen Nährboden für bestimmte Bakterien. Beim Abbau des Talgs durch die Bakterien entstehen freie Fettsäuren, die das Gewebe um den Mitesser herum reizen können. Diese Reizung führt zu einer Entzündung des Gewebes, wodurch die Haut schmerzempfindlicher wird und sich rötlich färbt. Außerdem lagert sich Eiter unter der Hautoberfläche ein: Ein Pickel entsteht.

Solltest du einen Pickel auf deiner Haut bemerken, drücke ihn nicht (!) aus.

Definitionsgemäß beschreiben Pickel beziehungsweise Pusteln ein mit Eiter (lateinisch *Pus*) gefülltes Bläschen unterhalb der Hautoberfläche. Umgangssprachlich werden heute viele verschiedene Unreinheiten der Haut irrtümlich als Pickel bezeichnet.

Durch Ausdrücken des Pickels werden die Bakterien und der entzündliche Inhalt des Pickels noch tiefer in die Haut gedrückt. Die Entzündung wird noch größer, wandert tiefer in die Haut und es können sich sogenannte Knötchen *(Papeln)* bilden. Diese sind deutlich schmerzhafter und verheilen langsamer als normale Pickel. Auch das Ausdrücken von Mitessern, besonders von weißen, geschlossenen Mitessern, kann zu Entzündungen führen.

Besonders bei Jugendlichen in der Pubertät bilden sich häufiger Pickel. Wie bereits besprochen, wird die Talgproduktion besonders stark von den Sexualhormonen beeinflusst. Auch die Bildung der Hornzellen hängt eng mit der Hormonproduktion zusammen. Durch den steigenden Hormonspiegel wird es somit auch wahrscheinlicher, dass Pickel entstehen.

Fettig oder trocken? Der Hauttyp bestimmt mit

Wie wir gelernt haben, ist die Talgproduktion ein entscheidender Faktor für die Entstehung von Pickeln und Hautunreinheiten. Doch warum haben manche Menschen kaum Pickel oder unreine Haut, andere hingegen schon?

Hier kommt der individuelle Hauttyp ins Spiel. Dieser Hauttyp kennzeichnet, wie die Hautbeschaffenheit grundsätzlich ist. Man unterscheidet vier verschiedene Typen (Diagramm unten):

- Normale Haut (*Eudermie*)
- Trockene Haut (*Xerodermie*)
- Fettige Haut (*Seborrhoe sicca oder oleosa*)
- Mischhaut

Der Hauttyp verändert sich im Laufe des Lebens. So haben Jugendliche in der Pubertät meist eine eher fettige Haut, die deutlich zur Pickelbildung neigt. Mit dem Alter wird die Haut hingegen immer trockener und neigt zur Faltenbildung. Jeder Hauttyp benötigt eine individuelle Pflege; diese wird ausführlich in Kapitel 5 besprochen.

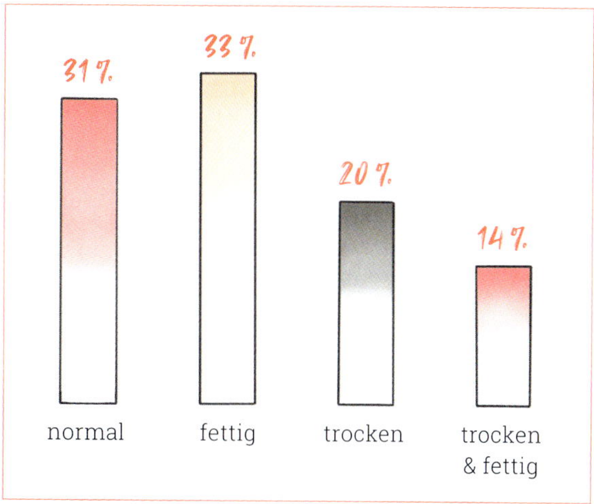

Es gibt vier Hauttypen, jeweils etwa ein Drittel der Menschen hat normale oder fettige Haut.

So ermittelst du deinen Hauttyp

Mit diesen vier Schritten kannst du ganz einfach selbst feststellen, welcher Hauttyp du bist:

- **Schritt 1:** Gesicht mit lauwarmem Wasser und mildem Waschgel reinigen und von Talg, Schmutz und Make-up entfernen.
- **Schritt 2:** Schaumrückstände mit klarem, lauwarmem Wasser abspülen.
- **Schritt 3:** Gesicht mit einem frischen, sauberen Baumwollhandtuch abtupfen.
- **Schritt 4:** Etwa 20 Minuten abwarten und Haut beurteilen.

Auswertung:

- Gesicht fühlt sich normal an, weder Spannungsgefühl noch fettige Bereiche —> Normale Haut
- Gesicht fühlt sich trocken an und die Haut spannt, stellenweise sogar schuppig —> Trockene Haut
- Gesicht glänzt und fühlt sich ölig an, deutlich sichtbare und vergrößerte Poren —> Fettige Haut
- T-Zone (Stirn, Nase und Kinn) fettig: ölig, glänzend und großporig, Rest des Gesichts (zum Beispiel Wangen und Augenpartie) eher trocken —> Mischhaut

Der Hauttyp ist eine wichtige Kenngröße, bei der die Auswahl der Hautpflege eine wichtige Rolle spielt. Demgegenüber steht der Hautzustand: Dieser kann sich schnell verändern, zum Beispiel durch die Anwendung einer fettigen Creme.

Normale Haut

Die *Eudermie* bezeichnet in der Dermatologie ein ausgewogenes, also nicht zu trockenes und auch nicht zu fettiges Hautbild. Dieser Hauttyp tritt besonders häufig auf (circa 30 Prozent).[12] Die normale Haut kennzeichnet sich durch eine glatte, feinporige Struktur und einen matten Teint. Sie kann die Talg- und Feuchtigkeitsproduktion sehr gut regulieren und ist gegen die meisten Umwelteinflüsse gut geschützt. Da die Talgproduktion sehr gut reguliert ist, neigt die normale Haut sehr selten zu Pickeln oder anderen Unreinheiten. Einen normalen Hauttyp haben hauptsächlich jüngere Menschen vor oder nach der Pubertät.

Trockene Haut

Trockene Haut (*Xerodermie*) ist durch ein raues, oft auch schuppiges Erscheinungsbild gekennzeichnet; sie neigt zu Rötungen und zu einem Spannungsgefühl.

Die *Xerodermie* kann noch weiter in fettarm und feuchtigkeitsarm unterteilt werden. Bei der fettarmen Form liegt die Ursache in einer deutlich abgeschwächten Talgproduktion. Es mangelt an Talg, der die Haut geschmeidig macht und schützt. Die feuchtigkeitsarme Form entsteht dadurch, dass die Fähigkeit der Haut herabgesetzt ist, Wasser zu binden. Die natürliche Barrierefunktion der Haut ist getrübt und es kommt zu einem Wasserverlust über die Haut, der auch als »transepidermaler Wasserverlust« bezeichnet wird.

Da die Barrierefunktion der Haut durch den Wasser- beziehungsweise Fettmangel eingeschränkt ist, ist die trockene Haut deutlich anfälliger für Umwelteinflüsse. Sie reagiert beispielsweise bei Hitze, Wind oder Kälte schnell irritiert und gereizt.

Durch die eingeschränkte Talgproduktion ist die trockene Haut sehr feinporig und neigt deutlich seltener zu Pickeln und Akne als andere Hauttypen. Personen mit einer trockenen Haut neigen dafür eher zu einer *Neurodermitis*. Da sich die Ursachen der Akne (erhöhte Talgproduktion) und der Neurodermitis (gestörte Hautbarriere, auch durch Talgmangel) gegenseitig ausschließen, treten die beiden Erkrankungen extrem selten gleichzeitig auf.

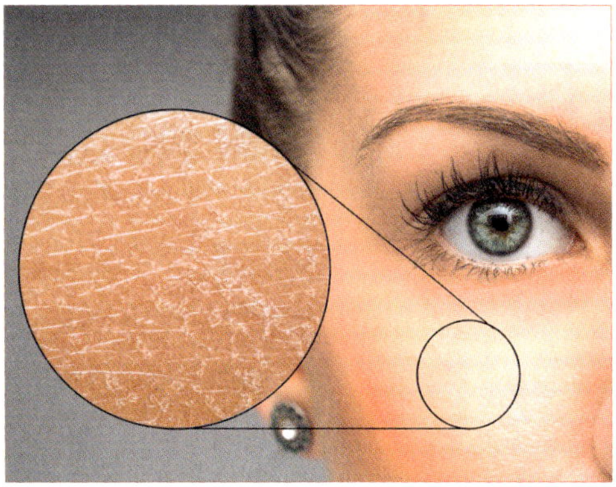

Trockene Haut zeichnet sich durch feine Risse und eine Abschuppung der obersten Hautschicht aus.

Der trockene Hauttyp tritt mit steigendem Alter immer häufiger auf. Der Grund dafür ist, dass die Haut durch Alterungsprozesse weniger Wasser binden kann und auch die Talgproduktion abnimmt. Deshalb neigen ältere Menschen auch seltener zu Hautunreinheiten und Pickelbildung.

Fettige Haut

Fettige Haut neigt zu einer Überproduktion von Talg (*Seborrhö*). Die Haut wirkt fettig, ölig und grobporig. Die erhöhte Talgproduktion findet auch auf der Kopfhaut statt und lässt die Haare schneller fettig werden. Eine fettige Haut führt auch deutlich häufiger zu Unreinheiten, was auch an der erhöhten Aktivität der Talgdrüsen liegt. Die Drüsen verstopfen schneller und es bilden sich häufiger Mitesser und Pickel.

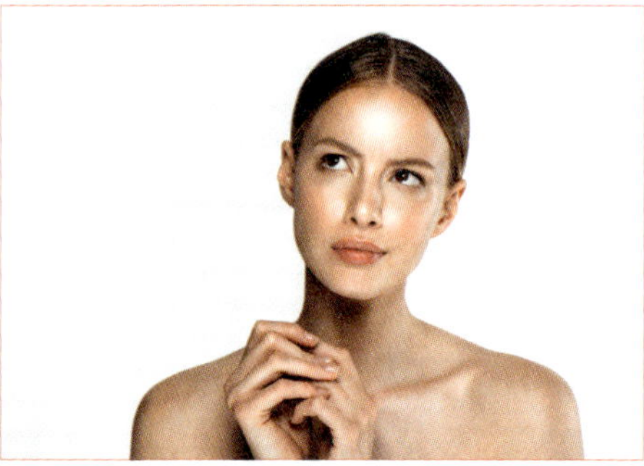

Der Fettfilm, der durch sehr aktive Talgdrüsen entsteht, lässt die Haut glänzen.

Doch die erhöhte Fettproduktion hat nicht nur Nachteile: Der vermehrte Fettfilm schützt die oberen Hautschichten besser vor Austrocknung und hält sie länger elastisch als trockene Haut. Deshalb haben Menschen mit fettiger Haut seltener kleine Knitterfältchen um die Augen- oder Mundpartie und bilden laut Studien beispielweise weniger tiefe Stirnfalten als Menschen mit nicht fettiger Haut.[13]

Fettige Haut kann erblich veranlagt sein, ist aber auch stark vom Hormonhaushalt abhängig. So führt die erhöhte Hormonproduktion in der Pubertät häufig zu fettiger Haut, aber auch andere Hormonveränderungen (zum Beispiel die Schwangerschaft oder hormonelle Verhütung) können im Laufe des Lebens die Talgproduktion beeinflussen.

Mischhaut

Wie der Name schon vermuten lässt, vereint die Mischhaut zwei Hauttypen: trockene Haut und fettige Haut. In der sogenannten T-Zone (Abbildung Seite 54), also an Stirn, Nase und Kinn, tritt meist die fettige Haut auf. Sie zeichnet sich wie oben beschrieben durch vergrößerte Poren und eine ölige Oberfläche aus. Die anderen Bereiche des Gesichtes weisen meist trockene Stellen auf, sind also häufig rau, gerötet und können sogar schuppig sein.

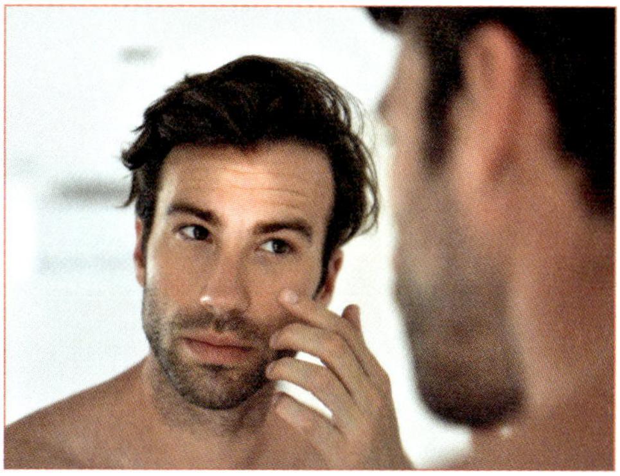

Manchmal kann die Haut gleichzeitig trocken und fettig sein.

Obwohl sich trockene und fettige Haut eigentlich gegenseitig ausschließen, können verschiedene Hautareale von verschiedenen Typen betroffen sein. In der T-Zone befinden sich sehr viele Talgdrüsen, wodurch die Haut stärker gefettet wird. Andere Gesichtsbereiche, wie beispielsweise die Wangen, sind nicht so reich an Talgdrüsen und deshalb auch nicht so anfällig für fettige Haut.

Mischhaut betrifft meistens Jugendliche im Alter von 15 bis 25 Jahren, was vermutlich auf die erhöhte Hormonkonzentration während der Pubertät und in den Jahren danach zurückzuführen ist.

Leben auf der Haut: das Mikrobiom

Der Begriff »Mikrobiom des Menschen« bezeichnet die Gesamtheit aller Erreger (Bakterien, Pilze, Viren und dergleichen), die den menschlichen Körper besiedeln. Sie befinden sich vor allem im Darm und auf der Haut.

Der menschliche Körper beherbergt mindestens so viele Erreger wie eigene Zellen.[14] Man geht davon aus, dass mehr als 30 Billionen kleinster Lebewesen unseren Körper bewohnen. Nochmals zur Verdeutlichung: Aktuell gibt es etwa acht Milliarden Menschen auf der Erde. Im menschlichen Körper gibt es etwa 4000-mal mehr Zellen. Der Mensch wird somit von mindestens 4000-mal so vielen Erregern besiedelt, wie es Menschen auf der Erde gibt (Abbildung unten). Diese große Anzahl an Erregern sorgt dafür, dass das menschliche Mikrobiom bei jedem Menschen, ähnlich wie ein Fingerabdruck, sehr individuell ist.

Ein gesundes Mikrobiom besteht aus Erregern, die dem Körper nicht schaden und eine Besiedlung mit potenziell schädlichen Erregern verhindern. Diese »guten« Erreger wirken somit als eine Art Schutzschild und stellen einen wichtigen Teil der Hautbarriere dar. Bei einem Ungleichgewicht können nicht nur Hautirritationen, sondern Entzündungen entstehen. Insbesondere im Rahmen der Akne spielt auch das Mikrobiom eine wichtige Rolle und sollte ganzheitlich bei der Therapie gut eingestellt werden.

Die verschiedenen »Untermieter«

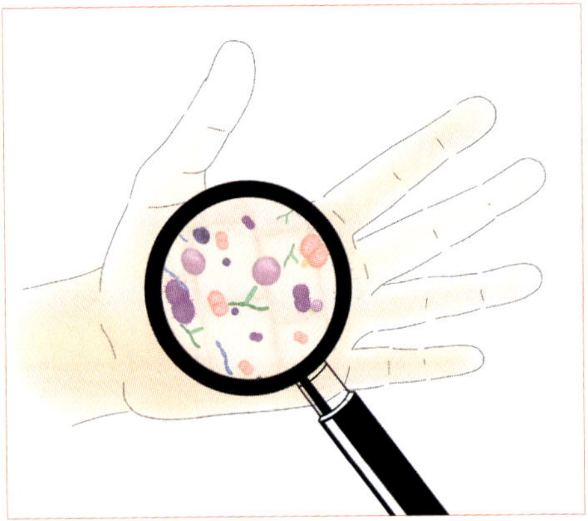

Auf unserer Haut tummeln sich zahllose Mikroorganismen – normalerweise sind die allermeisten wichtig für unsere Gesundheit.

Worin unterscheiden sich Bakterien, Viren und Pilze genau? Im Folgenden werden diese Gruppen kurz beschrieben. Einige dieser Mikroorganismen sind nützlich, andere können zu Krankheiten führen.

Bakterien

Bakterien sind kleine, einzellige Lebewesen, die sich vor allem durch ein entscheidendes Merkmal von Tier- oder Pflanzenzellen unterscheiden: Sie besitzen keinen richtigen Zellkern und werden deshalb als *Prokaryoten* (aus dem Altgriechischen *pro* für »vor« und *karyon* für »Kern«) bezeichnet. Es gibt unterschiedliche Arten von Bakterien, die sich anhand von einigen Kriterien voneinander unterscheiden und in Kategorien einteilen lassen:

- Form: Kugelförmig *(Kokken)*, Stäbchen (auch als *Bazillen* bezeichnet)
- Verhalten zu Sauerstoff: Bakterium überlebt nur mit *(aerob)* oder ohne *(anaerob)* Sauerstoff
- Dicke und Zusammensetzung der Zellwand

Bakterien sind überall auf unserem Körper zu finden und erfüllen ganz unterschiedliche nützliche Funktionen. Aber es gibt natürlich nicht nur gute Bakterien. Sie können auch schwere bakterielle Entzündungen hervorrufen oder, wie bereits beschrieben, verstopfte Talgdrüsen befallen und hier durch Entzündungsprozesse Pickel hervorrufen. Die hierfür verantwortlichen Bakterien werden später genauer dargestellt.

Viren

Im Gegensatz zu den anderen Bewohnern der Haut sind Viren in der Theorie keine »richtigen« Lebewesen, denn sie besitzen keinen eigenen Stoffwechsel, sondern sind vollständig auf einen Wirt angewiesen.

Dennoch können Viren ein Bestandteil des Organismus und der Hautflora sein. Sie können zum einen auf der Haut leben und zum anderen auch in den Körper eindringen und dort verweilen. Die meisten Viren sind jedoch harmlos und verursachen nicht zwingend bei jedem Menschen Hautveränderungen oder andere Symptome.

Eines der bekanntesten Viren ist das sogenannte *Herpes-simplex-Virus* (HSV), welches hauptsächlich in zwei Unterformen vorkommt: HSV-1 und HSV-2. Das Herpesvirus Typ 1 verursacht den bekannten und weit verbreiteten Lippenherpes mit schmerzhaften und geröteten Bläschen im Bereich des Mundes. Bei einem unkomplizierten Verlauf heilen die Bläschen innerhalb von fünf bis zehn Tagen ab.

Auch der sogenannte Genitalherpes wird durch Herpesviren verursacht. Hier ist jedoch meistens der Typ 2 verantwortlich und verursacht schmerzhafte und rötliche Bläschen im Intimbereich.

Viele Warzen entstehen ebenfalls durch eine Virusinfektion. Dabei spielen unter anderem die *Humanen Papillomviren* (HPV) eine große Rolle.

Die meisten virusbedingten Hautveränderungen sind stark infektiös und werden vor allem durch Haut-zu-Haut-Kontakt oder über die Schleimhäute übertragen. Daher ist es sehr wichtig, andere Menschen bei einer Infektion zu schützen, indem man den direkten Hautkontakt meidet.

Pilze

Pilze sind komplexe, mehrzellige Organismen, die sich an verschiedenen Stellen des Körpers niederlassen und diese besiedeln. Einige Pilzerreger gehören zum gesunden Mikrobiom der Haut und sind harmlos, solange es nicht zu viele sind. Erst bei einem Ungleichgewicht können Pilzinfektionen entstehen, die negative und unangenehme Auswirkungen haben können. Pilze ernähren sich, indem sie beispielsweise umliegende Zellen zersetzen und die dabei entstehenden Zersetzungsprodukte daraufhin aufnehmen. Eine Infektion, die durch Pilze verursacht wird, bezeichnet man medizinisch als *Mykose*. Mykosen treten besonders häufig an feuchten Stellen der Haut, beispielsweise den Achseln oder dem Intimbereich, in Ellenbogen- und Kniebeugen, auf.

Pilze sind jedoch nicht grundlegend schlecht, sie haben auch sehr positive Eigenschaften, die sich der Mensch zunutze machen kann. In der medizinischen Forschung haben Pilze einen großen Stellenwert. Beispielsweise wurde das erste Antibiotikum, Penicillin, aus Pilzen gewonnen.

Im Rahmen der Akne und Pilzkunde trifft man häufig auf den Begriff *Fungal-Akne*. Dies kennzeichnet umgangssprachlich eine vermehrte Besiedlung von dem Hefepilz *Malassezia* auf der Haut. In einigen Fällen kann es dadurch zu einer Reizung und Pickelbildung führen. Dabei handelt es sich jedoch nicht um die klassische Akne, sondern um eine durch Hefepilz verursachte Hautirritation, die der Akne ähneln oder eine vorhandene Akne verstärken kann.

Parasiten

Parasiten sind Organismen, die andere Lebewesen zu Fortpflanzungszwecken befallen oder sich von ihnen ernähren.

Parasiten lassen sich in *Endo-* und *Ektoparasiten* einteilen. Endoparasiten, wie manche Darmwürmer, halten sich innerhalb des Körpers auf und können beispielsweise über die Nahrung in den Körper gelangen. Ektoparasiten, wie Zecken oder Mücken, halten sich auf dem Körper des Menschen auf und befallen ihn von außen.

Die unterschiedlichen Zonen der Haut als Lebensraum

Die Hautflora setzt sich aus allen Mikroorganismen zusammen, die unter normalen Bedingungen die Haut besiedeln und nicht krankheitserregend sind. Den Großteil dieser Organismen stellen Bakterien und Pilze dar. Sie halten sich in den verschiedenen Hautschichten auf und vermehren sich dort. Es gibt verschiedene Arten von Hautfloren, die sich in den Zonen des Körpers unterschiedlich ausleben.

Residente Flora

Die residente Flora bezeichnet die Organismen, die die Haut dauerhaft besiedeln und dem Menschen normalerweise nicht schaden. Die verschiedenen Organismen der Hautflora halten sich durch einen ausgewogenen Konkurrenzkampf im Gleichgewicht und bekämpfen gemeinsam fremde, potenziell schädliche Erreger. Die residente Flora besteht größtenteils aus Bakterien und Pilzen. Aber auch manche Viren und sogar spezielle Parasiten können Teil der normalen Hautflora sein.

Die genaue Zusammensetzung der Hautflora ist sehr komplex und ein wichtiger Bestandteil der aktuellen Forschung. Noch dazu ist sie bei jeder Person unterschiedlich und so individuell wie ein Fingerabdruck. Diese großen individuellen Unterschiede machen es schwierig, ein »normales« Mikrobiom der Haut zu definieren, aber die in der Tabelle (Seite 36) aufgeführten Mikroorganismen können sich in einer gesunden Hautflora befinden:[15, 16]

Demodex-Milben sind Parasiten, die in den Talgdrüsen der Haut leben und sich dort von Talg ernähren. Sie können von Tieren, wie Hunden und Katzen, aber auch von Menschen untereinander übertragen werden und sind in erster Linie nicht gesundheitsschädlich. Weil sie bei fast allen Menschen nachweisbar sind und andere Parasiten verdrängen, kann man sie auch zur normalen Hautflora zählen.

Nur unter besonderen Bedingungen, wie einem geschwächten Immunsystem (beispielsweise durch AIDS, Erworbenes Abwehrschwäche-Syndrom), können die Milben zu sogenannten *Demodikosen* führen. Das sind Hauterkrankungen, die der Akne oder auch anderen Krankheiten ähneln.

Die Mikroorganismen einer gesunden Hautflora	
Art der Erreger	**Stamm oder Erreger selbst**
Bakterien	Propionibakterien
	Corynebakterien
	Staphylokokken
Pilze	Malassezia
	Nannizzia
	Tilletia
Viren	Humane Papillomviren
	Polyomaviren
	Bakteriophagen
Parasiten	Demodex-Milbe

Transiente Flora

Die transiente Flora beschreibt die Keime, die nur von außen mit der Haut in Kontakt treten und nur vorübergehend vorkommen. Sie wird deshalb auch als Kontaktflora bezeichnet und ist beim gesunden Menschen nicht schädlich, da die Keime schnell von der residenten Flora verdrängt werden. Zur transienten Flora können potenziell alle Erreger gehören, die es in der Umwelt gibt, denn Bakterien und andere Keime finden sich wirklich überall.

Man unterscheidet drei verschiedene Regionen des Körpers, die aufgrund ihres unterschiedlichen Milieus auch eine andere Hautflora aufweisen. Es gibt trockene, feuchte und ölige Zonen.

Trockene Zonen

Hierzu zählen vor allem die Unterarme und Unterschenkel. An diesen Bereichen setzt sich wenig Körperfett an, was zur Folge hat, dass wenig Masse vorhanden ist, die überhaupt Feuchtigkeit aufnehmen beziehungsweise speichern könnte. In diesen trockenen Gebieten herrschen eher schlechte Lebensbedingungen für Mikroorganismen und die Keimdichte ist entsprechend klein.

Zwar überwiegen auch hier die Bakterien, aber besonders Viren können hier auch gut überleben, weil sie generell sehr widerstandsfähig und in Hinblick auf ihren Lebensraum anspruchslos sind.

Feuchte Zonen

Feuchtigkeit führt zu einem Aufquellen der Haut und besseren Bedingungen für das Wachstum von Keimen. Zu den feuchten Regionen des Körpers zählen die Achselhöhle, der Intimbereich und die Haut zwischen den Fingern (Interdigitalbereich). In diesen Regionen herrscht eine erhöhte Keimdichte und das feuchte Milieu begünstigt die Ansiedlung von Pilzen. Feuchte Zonen zeigen meistens auch eine höhere Dichte an Schweiß- und/oder Talgdrüsen. Wie bereits erwähnt, werden Talg und Schweiß von Bakterien zersetzt, weswegen es zu einer Geruchsbildung kommen kann. Diese feuchten Zonen sollten daher auch regelmäßiger gewaschen werden.

Ölige beziehungsweise fettreiche Zonen

Seborrhoische oder auch fettreiche Regionen sind vor allem das Gesicht und die Schultern. Hier befinden sich viele Talgdrüsen, die die Haut fettig halten. Ölige Hautzonen beherbergen vor allem fettliebende Bakterien wie Corynebakterien und Propionibakterien. Sie setzen beim Verdauen der Hautfette viele Fettsäuren frei, wodurch die Haut an den entsprechenden Stellen saurer ist und das Wachstum von anderen Keimen gehemmt wird.[17]

Eine gesunde, ausgeglichene Hautflora wirkt als ein natürlicher Schutz vor vielen schädlichen Umwelteinflüssen. Krankheitserreger und schädliche Stoffe werden aus dem Körper ferngehalten und der normale Stoff- und Wasseraustausch der Haut mit der Umwelt kann ungestört ablaufen.

Eine geschädigte Hautflora kann diesen Schutz nicht mehr gewährleisten und Krankheitserreger können schneller in die Haut eindringen. Solche Schäden können beispielsweise durch eine langfristige Antibiotikatherapie hervorgerufen werden. Einzelne Bakterienspezies können so die Oberhand gewinnen und das Gleichgewicht der Hautflora stören.

Normales Händewaschen oder eine Hautdesinfektion verändern das Mikrobiom hingegen nur kurzzeitig. Es regeneriert sich normalerweise innerhalb kurzer Zeit. Um die Schutzfunktion der Hautflora langfristig aufrechtzuerhalten, ist auch eine richtige Hautpflege sehr wichtig. Diese wird in Kapitel 5 ausführlich besprochen.

Talg als Nährboden für Bakterien

Das Bakterium *Propionibacterium acnes (P. acnes)* wird nunmehr *Cutibacterium acnes (C. acnes)* genannt und ist ein kurzes, stäbchenförmiges Bakterium und Teil der natürlichen Hautflora. Es findet sich vor allem in freien Talgdrüsen und den mit einem Haar assoziierten Haarfollikeln und Talgdrüsen. In Studien wurde beobachtet, dass C. acnes bei Aknepatienten einen deutlich höheren Anteil am Biofilm eines Pickels hatte als bei Patienten ohne Akne (37 Prozent gegenüber 13 Prozent).[18]

Kurz zusammengefasst: Kommt es durch eine Überproduktion von Talg und Hornzellen zur Verstopfung einer Talgdrüse, entstehen Mitesser. Die Talgdrüsen sind durch den verstopften Ausführungsgang luftdicht verschlossen und bilden so einen optimalen Nährboden für C. acnes (Abbildung unten). Dieses Bakterium ernährt sich nämlich von Talg und gedeiht am effektivsten in Abwesenheit von Sauerstoff. Der Abbau des Talgs durch das Bakterium führt im Anschluss zu einer Entzündung des umliegenden Gewebes und somit zur Entstehung eines Pickels.

Neue Studien lassen sogar vermuten, dass C. acnes einen verstärkenden Einfluss auf die Produktion der Hornzellen und die Aktivität der Talgdrüsen hat. So könnte es zu mehr Mitessern und in der Folge mehr Aknepickeln führen.

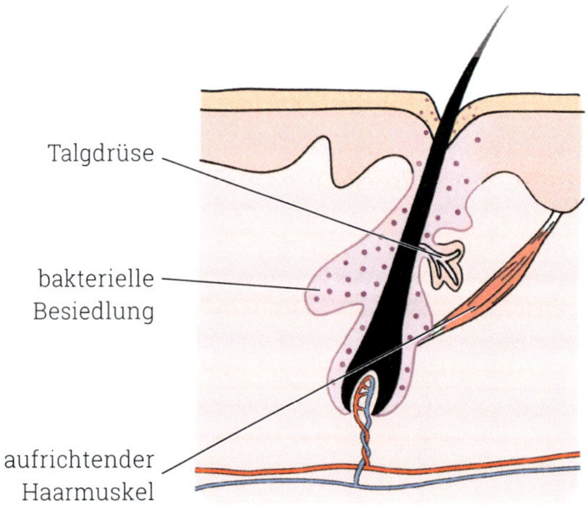

Zu viel Talg und Hornzellen haben diese Talgdrüse verstopft: Hier kann das Bakterium C. acnes gut gedeihen und zu einem Aknepickel führen.

Der Einfluss der Hormone auf die Haut

Hormone sind unsere körpereigenen chemischen Boten- und Signalstoffe. Sie werden von bestimmten Organen gebildet und gelangen hauptsächlich über das Blut an ihren Wirkungsort. Dort steuern sie lebenswichtige Prozesse und ermöglichen den Informationsaustausch zwischen verschiedenen Organen und Zellen. So regulieren Hormone beispielsweise unser Wachstum, regeln den Stresshaushalt, beeinflussen unsere Stimmung und haben noch unzählige weitere wichtige Funktionen.

Das Hormonsystem des Körpers ist sehr komplex und benötigt eine strenge Regulation. Hormone können beispielsweise nur an Zellen binden und wirken, die eine passende Bindungsstelle für das jeweilige Hormon besitzen. Diese spezifische Bindungsstelle wird als Rezeptor bezeichnet. Man kann sich das Hormon dabei als Schlüssel und den Rezeptor als eine Art Schloss vorstellen: Nur wenn der Schlüssel perfekt passt, gibt es eine Reaktion. Und dabei gibt es einige Hormone, die sehr spezifisch nur wenige Zielzellen haben, während andere Hormone viele Wirkungen an verschiedenen Orten haben. Man stelle sich hier einen Generalschlüssel vor, der verschiedene Schlösser öffnen kann. Auch die Haut wird von Hormonen auf verschiedenste Weise beeinflusst. Sie spiegelt förmlich die Schwankungen bestimmter Hormone wider. Die Haut wird am stärksten und sichtbarsten von den drei Sexualhormonen beeinflusst; diese werden im Folgenden beschrieben.

Östrogene

Östrogene sind die wichtigsten weiblichen Geschlechtshormone. Sie werden größtenteils in den Eierstöcken, in der Nebenniere und auch im Fettgewebe produziert. Dabei ist Testosteron die Vorstufe von Östradiol. Östrogen ist für die Ausbildung der weiblichen Geschlechtsorgane essenziell, erfüllt aber noch weitere wichtige Aufgaben im Körper. Beispielsweise steigert Östrogen den Knochenaufbau und sorgt so für eine härtere Knochensubstanz. Im Rahmen der Menopause nimmt die Konzentration von Östrogen ab. Dies führt zu verschiedenen Prozessen, wie einer stärkeren Knochenbrüchigkeit, die Osteoporose.

Auch Männer produzieren vor allem in der Nebenniere und im Fettgewebe Östrogene. Die Konzentration der Östrogene liegt beim Mann jedoch normalerweise deutlich unter der Konzentration der männlichen Geschlechtshormone.

In der Haut sorgt Östrogen für eine erhöhte Kollagensynthese. Das Kollagen sorgt dafür, dass die Haut mehr Wasser einlagern kann und straffer wird. Außerdem senkt Östrogen die Talgproduktion, was das Risiko für Akne und Pickel deutlich reduziert.

Gestagene

Progesteron ist das weibliche Schwangerschaftshormon. Es wird in den Eierstöcken und während der Schwangerschaft in deutlich höherer Konzentration von der Plazenta gebildet. Die Hauptaufgabe des Progesterons ist die Vorbereitung des Uterus auf eine Schwangerschaft. Bei erfolgreicher Befruchtung schafft es optimale Bedingungen für den Erhalt der Schwangerschaft. Progesteron erhöht in der zweiten Phase des weiblichen Zyklus die Körpertemperatur um circa 0,5 Grad. In Bezug auf die Haut hemmt Progesteron den Abbau von Kollagen und führt somit ebenso wie Östrogen dazu, dass die Haut straffer wird.

Androgene

Androgene sind eine Gruppe verschiedener Sexualhormone, die zur Ausbildung der sekundären Geschlechtsmerkmale (Muskelbildung, Bartwuchs, tiefe Stimmlage bei Männern) führen. Zu den Androgenen zählen Testosteron, Hehydroepiandrosteron (DHEA), Androstendion, Androstenio, Androsteron, Dihydrotestosteron und Androstanol.[19]

Testosteron, das bekannteste männliche Geschlechtshormon, wird beim Mann im Hoden, bei der Frau in den Eierstöcken und bei beiden Geschlechtern in den Nebennieren gebildet. Beim Mann sorgt Testosteron für die Ausbildung der Geschlechtsmerkmale und beeinflusst die Produktion der Spermien. Außerdem hat Testosteron eine aufbauende (anabole) Wirkung auf den Körper, es steigert die Bildung von Muskelmasse und das Wachstum des Körpers. Androgene werden deshalb oft als Dopingmittel zur Leistungssteigerung missbraucht.

In der Haut sorgt Testosteron für eine erhöhte Aktivität der Talgdrüsen und begünstigt die Bildung von Hornpfropfen. Ein erhöhter Testosteronspiegel ist eine der wichtigsten Ursachen für die Entstehung von Hautunreinheiten und Akne. In Bezug auf die Talgproduktion kann man Testosteron als »Gegenspieler« des Östrogens betrachten.

Der weibliche Zyklus – wie die Haut reagieren kann

Während des weiblichen Zyklus ist der Körper der Frau innerhalb von kurzer Zeit starken Schwankungen der Hormone Östrogen und Progesteron ausgesetzt. Diese starken Schwankungen machen sich häufig auch an der Haut bemerkbar.

Der weibliche Zyklus dauert in der Regel 28 Tage. Er beginnt mit dem ersten Tag der Regelblutung und endet einen Tag vor der nächsten Blutung. Man kann den Zyklus grob in zwei Phasen einteilen, die Follikelphase und die Lutealphase (Gelbkörperphase).

Tag 1 bis 14: Die Follikelphase

In der Follikelphase reift, wie der Name schon sagt, ein Follikel (Vorstadium der Eizelle) zur fertigen Eizelle heran. Dies wird durch ein komplexes Zusammenspiel von Hormonen der Hirnanhangdrüse, luteinisierendes Hormon (LH) und follikelstimulierendes Hormon (FSH), gesteuert. Die beiden Hormone fördern außerdem die Bildung von Östrogenen und hemmen Progesteron.

Etwa am 14. Tag des Zyklus führt ein rasanter Anstieg des LH dazu, dass der Eisprung ausgelöst wird (Abbildung Seite 42). Die fruchtbare Phase der Frau beläuft sich etwa auf zwei Tage vor und nach dem Eisprung.

Das vorherrschende Hormon der Follikelphase ist also das Östrogen. Durch den erhöhten Östrogenspiegel wird die Talgproduktion gesenkt und die Haut kann mehr Kollagen bilden. In der ersten Phase des Zyklus wirkt die Haut somit häufig straffer und weist weniger Unreinheiten auf.

Tag 15 bis 28: Die Lutealphase

Nachdem die Eizelle sich durch den Eisprung auf den Weg in Richtung Uterus begibt, bildet sich im jeweiligen Eierstock der sogenannte Gelbkörper. Dieser wird auf Lateinisch als *corpus luteum* (gelber Körper) bezeichnet und ist namensgebend für die zweite Phase des Zyklus. Der Östrogenspiegel fällt nach dem Eisprung langsam ab, während der Gelbkörper beginnt, Progesteron zu bilden, welches die

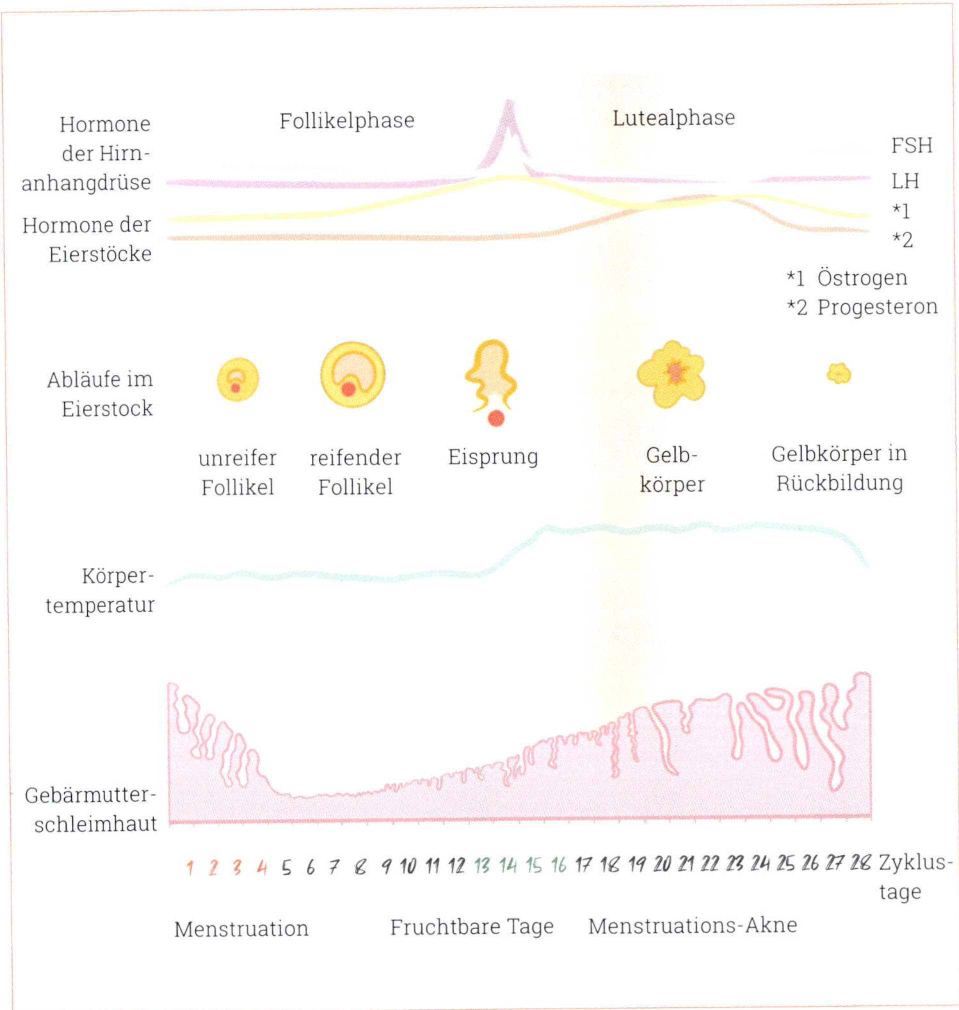

Die Hormonveränderungen im Verlauf des Menstruationszyklus (FSH: Follikelstimulierendes Hormon; LH: Luteinisierendes Hormon).

Gebärmutter auf eine mögliche Schwangerschaft vorbereiten soll. Außerdem steigt durch das Progesteron die Körpertemperatur der Frau in der zweiten Zyklushälfte um circa 0,5 Grad an. Wird die Eizelle nicht befruchtet, stirbt der Gelbkörper ab und somit sinkt auch die Konzentration des Progesterons: Der Zyklus beginnt von vorne.

Progesteron ist in der Lutealphase also das vorherrschende Hormon. Der Testosteronspiegel der Frau ist recht konstant und steigt in der zweiten Phase des Zyklus minimal an. Mit Absinken des Östrogenspiegels überwiegt etwa sieben bis zehn Tage vor der Regelblutung die Wirkung des Testosterons und die Talg- und Hornzellproduktion steigt. Das Progesteron ist nicht in der Lage, dies zu kompensieren. Etwa sieben bis zehn Tage vor der Regelblutung kann die Haut somit unreiner, öliger und anfälliger für Pickel werden.

Während der Schwangerschaft

Während der Schwangerschaft und besonders in den ersten drei Monaten treten große individuelle Veränderungen im Hormonhaushalt der Frau auf. Die Hormone spielen buchstäblich »verrückt«. Etwa die Hälfte aller Frauen berichtet während der Schwangerschaft und auch in der Zeit nach der Entbindung von plötzlich auftretenden Hautproblemen. Diese verschwinden aber in der Regel einige Monate nach Ende der Schwangerschaft beziehungsweise Stillzeit wieder.[20]

Wenn die Wechseljahre einsetzen

Auch in den Wechseljahren können manche Frauen trockene, empfindliche und unreine Haut entwickeln. Dies hängt vermutlich damit zusammen, dass die Hormonspiegel mit Beginn der Menopause deutlich sinken. Somit gehen auch die »nützlichen« Wirkungen des Östrogens, wie beispielsweise die verbesserte Bildung von Kollagen, zurück. Die Haut wird empfindlicher und ist nicht mehr so gut gegen Unreinheiten geschützt.

Normalerweise ist eine Akne im Alter durch die geringeren Hormonspiegel deutlich seltener als bei jüngeren Menschen, kann aber trotzdem auftreten. Man nennt diese

Form dann Spätakne (oder auch *Akne tarda*). Die genauen Ursachen hierfür sind noch nicht bekannt, aber vermutlich spielen die Schwankungen des Hormonspiegels, die empfindlichere Haut und noch andere Faktoren eine Rolle.

Natürlich ist die *Akne tarda* nicht die einzige Akneform, die von der klassischen Akne abweicht. Direkt im nächsten Kapitel besprechen wir noch andere interessante Formen und deren vielfältige Ursachen (Seite 50). Eine klassische Ursache für die *Akne tarda* ist nämlich das Absetzen der Pille, daher leiden viele Frauen Anfang 30 nach Absetzen der Pille an dieser Form der Akne.

Die Antibabypille und die Haut

Die Pille ist ein Hormonpräparat, welches den natürlichen Hormonhaushalt der Frau verändert und so eine ungewollte Schwangerschaft verhindert. Trotz vieler bekannter Nebenwirkungen ist die Pille neben dem Kondom das beliebteste Verhütungsmittel in Deutschland. Fast 50 Prozent der sexuell aktiven Frauen und Männer benennen sie als ihr Verhütungsmittel der Wahl.[21] Aber wie genau wirkt die Pille und welche Einflüsse hat sie auf unsere Haut und unseren restlichen Körper?

In Deutschland kommt hauptsächlich eine sogenannte Kombipille zum Einsatz, sie enthält Östrogene und Gestagene (Progesteron). Diese beinhaltet entweder eine konstante Dosis der beiden Hormone, kann aber auch festgelegte, wechselnde Dosierungen enthalten. Außerdem gibt es noch Gestagen-Monopräparate, die nur Gestagene enthalten. Eine Schwangerschaft verhindern die verschiedenen Pillen hauptsächlich über folgende Mechanismen:

- Verhindern des Eisprungs: Hauptsächlich Östrogen, aber auch Gestagene verhindern in hoher Dosierung den Eisprung, indem sie andere Hormone wie auch das zuvor erwähnte LH und FSH unterdrücken.
- Schlechte Bedingungen in der Gebärmutter: Besonders der Anteil der Gestagene bewirkt in hohen Konzentrationen, dass die Gebärmutter nicht auf eine Schwangerschaft vorbereitet wird (Abbildung Seite 45). Selbst wenn eine Eizelle springt und befruchtet wird, kann sie sich deshalb nicht in der Gebärmutter einnisten und geht zugrunde.

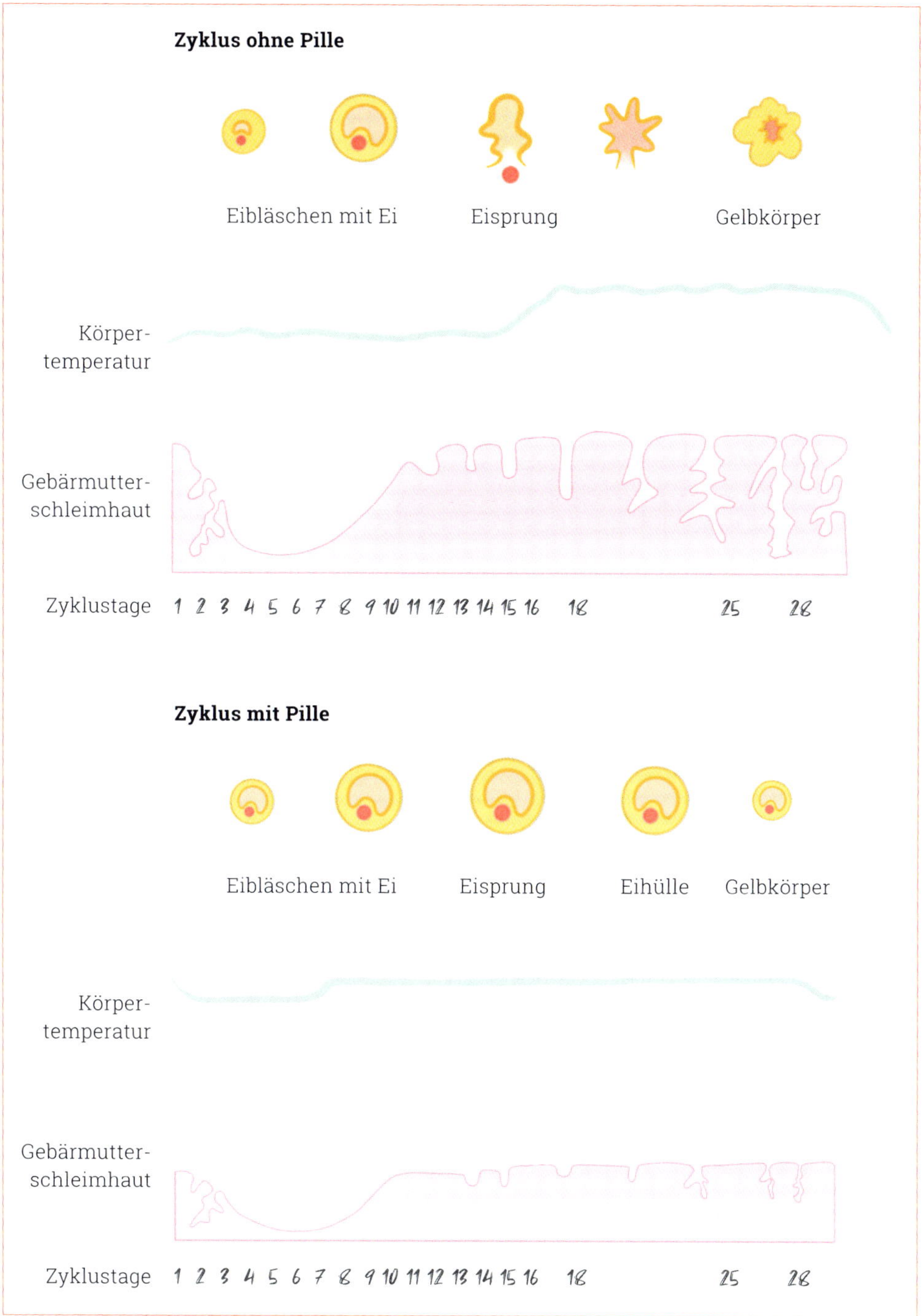

Veränderungen im Verlauf des Zyklus der Frau ohne Einfluss von außen und bei Einnahme der Pille.

Die Hormone der Pille beeinflussen den Hormonhaushalt des gesamten Körpers und können dementsprechend vielfältige Nebenwirkungen haben. Neben Veränderungen des psychischen Befindens und der Stimmung können auch viele verschiedene körperliche Nebenwirkungen wie Kopfschmerzen, Übelkeit und andere auftreten.

Der Hormonhaushalt jedes Menschen ist individuell unterschiedlich und die Pille wirkt dementsprechend auch bei jeder Frau anders. Das macht es umso wichtiger, sich vor Einnahme der Pille ausführlich von einem Arzt beraten zu lassen, ob die Pille die beste Methode ist und falls ja, gemeinsam die richtige Pille zu finden, die möglichst wenige Nebenwirkungen aufweist.

Wie die Pille auf die Haut wirkt

Eine erhöhte Konzentration von Östrogenen und Gestagenen kann bei manchen Frauen dazu führen, dass der weibliche Körper weniger Testosteron bildet. Ein geringerer Testosteronspiegel senkt die Talgproduktion und sorgt in der Folge für eine reinere Haut. Diese Wirkung ist aber bei jedem Menschen unterschiedlich und der veränderte Hormonspiegel kann auch zu einer unreineren oder empfindlicheren Haut führen.

Manche Arten der Pille können sogenannte androgene Effekte haben. Sie enthalten Gestagene, die strukturell dem Testosteron ähneln und seine Wirkung verstärken. Bei Frauen, die ohnehin schon anfällig für Hautunreinheiten und Akne sind, können diese Pillen durch die Verstärkung von Testosteron zu öliger Haut und Akne führen.

Besonders Pillen mit wenigen oder keinen Östrogenen können androgen wirken, denn Östrogen hemmt normalerweise das Testosteron.

Im Gegensatz dazu gibt es aber auch Pillen mit antiandrogenen Effekten. Auch hier ähneln die enthaltenen Gestagene dem Testosteron, unterdrücken aber die Wirkung des Testosterons. Bei schwerer Akne, die sich durch eine übliche Therapie nicht lindern lässt (sogenannte behandlungsresistente Akne), kann der Einsatz einer passenden antiandrogenen Pille eine hilfreiche Therapie darstellen. Die Einnahme der Pille nur gegen Akne muss jedoch immer auch gegen die möglichen Nebenwirkungen abgewogen werden.

Aber welche Pillen können nun androgen und welche antiandrogen wirken? In der Tabelle sind einige Beispiele zusammengestellt.

Beispiele für Pillen, die androgen oder antiandrogen wirken		
Pille	**Androgene Wirkung**	**Antiandrogene Wirkung**
Levonorgestrel	Ja	Nein
Desogestrel	Ja	Nein
Norethisteron	Ja	Nein
Gestoden	Ja	Nein
Dienogest	Nein	Ja
Drospirenon	Nein	Ja
Chlormadinonacetat	Nein	Ja
Cyproteronacetat	Nein	Ja

Die Vielseitigkeit der Haut

Auch wenn, oder wahrscheinlich auch gerade weil unsere Haut über zahlreiche Eigenschaften verfügt, ist ihr Zustand und ihre Gesundheit von einer großen Bandbreite an äußeren und inneren Faktoren abhängig. Sie ist zart und robust zugleich, filtert Schadstoffe raus, sodass nur nützliche Stoffe durch diese Barriere in unseren Organismus eindringen können, die schützt uns vor Kälte und vor Hitze und sie spiegelt gewissermaßen das Innere unseres Körpers wider. Besteht beispielsweise ein Nährstoffmangel oder fühlen wir uns nicht gut, lässt sich das meist an unserer Haut erkennen. Genauso verhält es sich bei Akne, denn sie ist häufig ein Signal, dass von innen heraus etwas nicht stimmt.

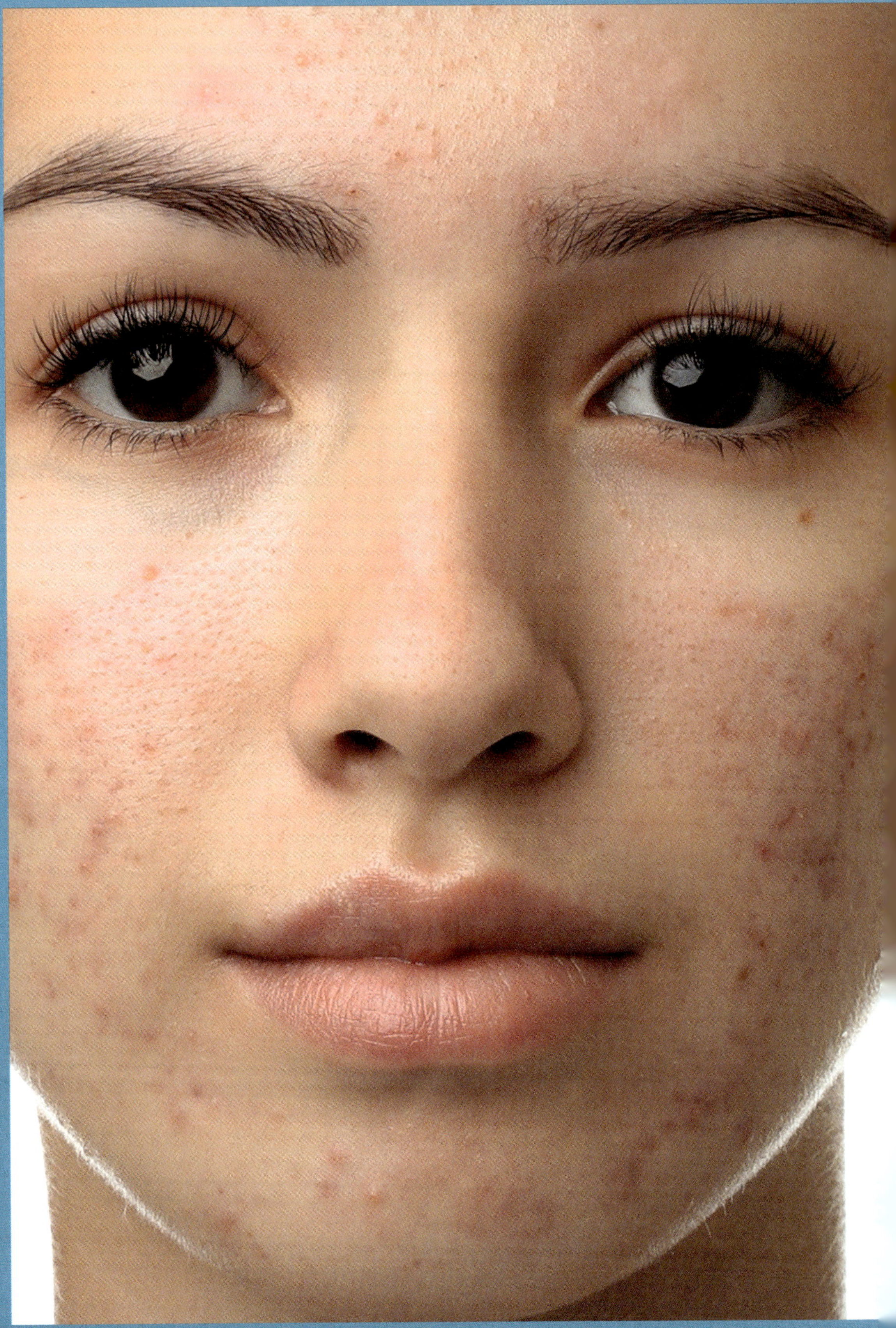

2

Akne – mehr als nur unreine Haut

Die verschiedenen Begriffe zum Thema Akne sind den meisten bekannt: Mitesser Pickel, Knötchen und Akne – aber was genau versteht man eigentlich darunter? Was ist der Unterschied zwischen einem Blackhead und einem Whitehead, und ist es immer gleich Akne, wenn sich Pickel zeigen? Diese und weitere Fragen sollen in diesem Kapitel beantwortet werden. Außerdem gibt es unterschiedliche Arten von Akne und auch solche Hautkrankheiten, die nur so ähnlich aussehen wie Akne, aber anders behandelt werden müssen.

Akne: Nicht nur Jugendliche sind betroffen

Akne ist eine der häufigsten Hautkrankheiten der Welt. Fast jeder kennt es: Mit Beginn der Pubertät wird die Haut fettiger und unreiner. Wie aus dem Nichts treten vor allem im Gesicht Pickel und rötliche, entzündete Stellen auf. In Deutschland sind etwa 70 bis 95 Prozent der Jugendlichen mindestens von einer leichten Akne betroffen.[1] Bei einer Schulklasse mit 30 Schülerinnen und Schülern bleiben also durchschnittlich höchstens neun von der Akne verschont.

Aber das Ende der Pubertät ist nicht bei allen Betroffenen auch das Ende der Akne. Vor allem Frauen können noch bis zu ihrem 50. Lebensjahr von Akne geplagt werden. Etwa zwölf Prozent der Frauen und circa drei Prozent der Männer leiden auch nach der Pubertät noch an einer sogenannten Spätakne *(Akne tarda)*.[2] Woran das liegen kann und warum vor allem Frauen davon betroffen sind, besprechen wir später.

Wenn es um Akne geht, erscheint in vielen Köpfen das Bild einer pubertären Person, bei der sich viele Pickel im Gesicht zeigen. Doch Akne ist viel mehr als nur eine Jugenderkrankung und auch mehr als einfache Pickel: Manche Menschen haben selbst in ihrer Jugend kaum Pickel und fast nie Probleme mit ihrer Haut. Andere wiederum schlagen sich mit zum Teil sehr schwerer Akne herum, die in manchen Fällen extrem schmerzhaft sein und sogar tiefe Narben hinterlassen kann. Die schwerste Form der Akne, die sogenannte *Akne fulminans*, betrifft nicht mehr nur die Haut, sondern den gesamten Körper. Unbehandelt kann sie die Betroffenen (insbesondere jugendliche Männer) über einen langen Zeitraum belasten und zu schweren Folgeschäden am ganzen Körper führen. Aber auch auf diese, zum Glück seltene Form der Akne, gehen wir später genauer ein.

Bei allem Fokus auf die Haut und die Akne selbst darf man auch nie vergessen, dass Betroffene auch emotional unter dieser Erkrankung leiden können. Sei es durch das Umfeld oder auch durch die eigene Wahrnehmung: Die Akne kann für Betroffene eine schwere Belastung sein. Umso wichtiger ist es deshalb, sich mit der Erkrankung zumindest grundlegend auszukennen und mögliche Behandlungsmethoden zu kennen. Umgekehrt können Stress, emotionale Belastungen oder auch einfach eine schlechte Ernährung die Akne oder Hautunreinheiten begünstigen.

Wie du hier vielleicht schon merkst: Die Akne ist nicht so eine »einfache« Erkrankung, wie man im ersten Moment denken mag. Fangen wir zuerst mit den Grundlagen der Akne und machen uns mit den Begrifflichkeiten vertraut, die häufig im Zusammenhang genannt werden.

Nur Mitesser, Knötchen, Pickel oder doch Akne?

Einzelne Mitesser, Knötchen oder Pickel hat praktisch jeder schon bei sich erlebt (Abbildung unten). Wie diese entstehen und wann man tatsächlich von Akne spricht, soll in diesem Abschnitt geklärt werden. Bei Akne entstehen unterschiedliche Arten von Unreinheiten, die verschiedene Ursachen haben können und dementsprechend betrachtet und behandelt werden müssen.

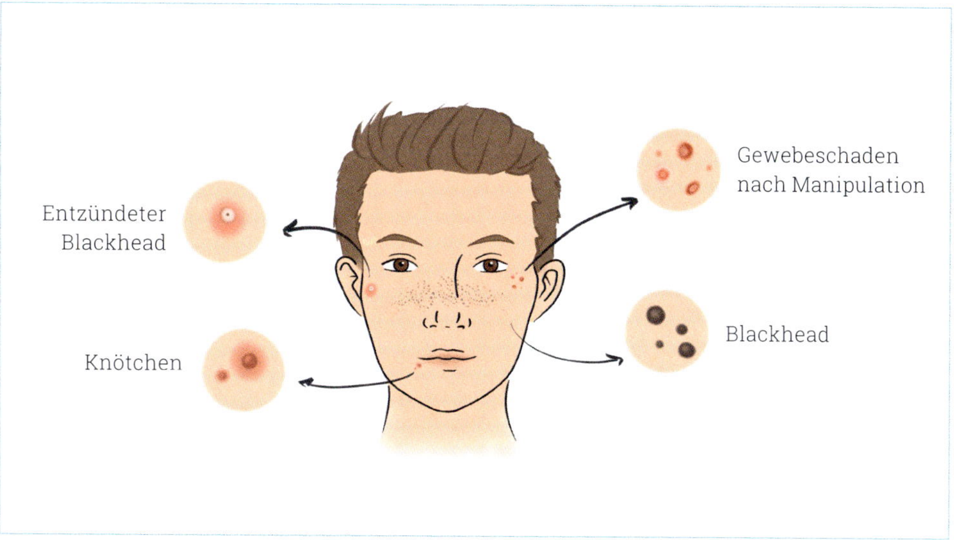

Die unterschiedlichen Hautveränderungen lassen sich recht klar auf einen Blick unterscheiden.

Mitesser

Sicher kennt es jeder von uns: Mit Beginn der Pubertät und auch noch viele Jahre danach findet man im Gesicht immer wieder kleine schwarze oder weißliche Pünktchen. Doch auch wenn es im ersten Moment so scheinen mag, sind diese Pünktchen kein Schmutz. Es handelt sich bei ihnen um sogenannte Mitesser, in der Fachsprache auch als *Komedonen* bezeichnet. Aber was genau sind diese Mitesser und wie entstehen sie eigentlich?

Wie auch bei Pickeln und manchen anderen Hautunreinheiten ist auch hier wieder ein »alter Bekannter« der Grund für die Mitesser: die Talgdrüse.

Noch einmal kurz zur Wiederholung (Abbildung in Kapitel 1, Seite 38): Die Talgdrüse produziert Talg, ein natürliches Fett unserer Haut. Der Talg gelangt über einen Ausführungsgang aus der Drüse an die Hautoberfläche und auf die Haare. Er schützt unsere Haut und die Haare vor zu viel Wasser und ist Teil unserer natürlichen Hautbarriere. Außerdem ist Talg der Grund, warum deine Haare fettig werden, wenn du sie einige Tage nicht wäschst. Denn an jedem Haar unserer Haut sitzt auch eine Talgdrüse.

Wenn die Talgdrüse durch verschiedene Ursachen zu viel Talg produziert oder sich zu viele Hornzellen in den Ausführungsgängen der Talgdrüse sammeln, kann diese verstopfen. Es bildet sich ein Pfropf aus Talg und Hornzellen, der den Ausführungsgang der Drüse blockiert. Ein Mitesser entsteht.

Die Gründe für die Entstehung von Mitessern können vielfältig sein. Der häufigste Grund ist die gesteigerte Produktion der Sexualhormone in der Pubertät. Besonders die männlichen Geschlechtshormone (Androgene) steigern die Talgproduktion und somit das Risiko für Mitesser. Doch auch nach der Pubertät reagiert die Haut empfindlich auf Schwankungen der Hormone. Frauen sind häufig in den Tagen um die Regelblutung von vermehrt unreiner Haut betroffen. Auch durch das Einnehmen und Absetzen von hormonellen Verhütungsmitteln kann es zu Veränderungen der Haut kommen. Aber nicht nur Hormone haben eine Auswirkung auf die Haut. Manche Menschen neigen aufgrund ihres fettigen Hauttyps häufiger zu Unreinheiten, da sich hier die Hautflora verändert und die vermehrte Talgproduktion zu Verstopfungen führt.

Auch die Ernährung spielt eine Rolle für die Beschaffenheit unsere Haut. Mit diesem Thema beschäftigen wir uns ausführlich in Kapitel 4, »Gesunde Ernährung für eine gesunde Haut« ab Seite 93.

Wie bereits anfangs erwähnt, können die Mitesser weiß oder schwarz erscheinen und werden je nach Erscheinungsbild als Blackhead oder Whitehead bezeichnet (Abbildung in Kapitel 1, Seite 25).

Woher stammt eigentlich die Bezeichnung »Mitesser«?

Bis in das 19. Jahrhundert war die medizinische Welt stark vom Aberglauben geprägt. So gab es viele Ärzte, die behaupteten, dass Würmer, Insekten und andere Tiere die einzige Ursache für viele Krankheiten seien.[3]

Drückt man eine verstopfte Talgdrüse aus, so sieht man meistens einen kleinen wurmförmigen Pfropf, der aus Talg und abgestorbenen Hornzellen besteht. Deshalb dachten viele der Menschen damals, dass diese kleinen schwarzen (Blackheads) oder weißen (Whiteheads) Knötchen durch Würmer verursacht werden, die sich unter der Haut eingenistet haben und sich wie ein Parasit vom Menschen ernähren. Dementsprechend wurden sie als Mitesser oder auch Zehrwürmer bezeichnet. So erklärt sich auch die Bezeichnung *Komedo* denn das lateinische Wort für essen oder verzehren lautet *comedere*.

Auch wenn heute bekannt ist, dass Würmer nichts mit Mitessern zu tun haben, hat sich der Begriff hartnäckig gehalten.

Blackheads – schwarze Mitesser

Kleine schwarze Punkte im Gesicht, mit Betonung der Stirn-, Nasen- und Kinnpartie, werden als Blackheads, offene Komedonen oder schwarze Mitesser bezeichnet. Es handelt sich nicht um vergrößerte Poren, auch wenn Blackheads zu vergrößerten Poren führen können. Auch sind sie kein Zeichen für eine schlechte Hygiene und können bei jedem Hauttyp ab der Pubertät auftreten.

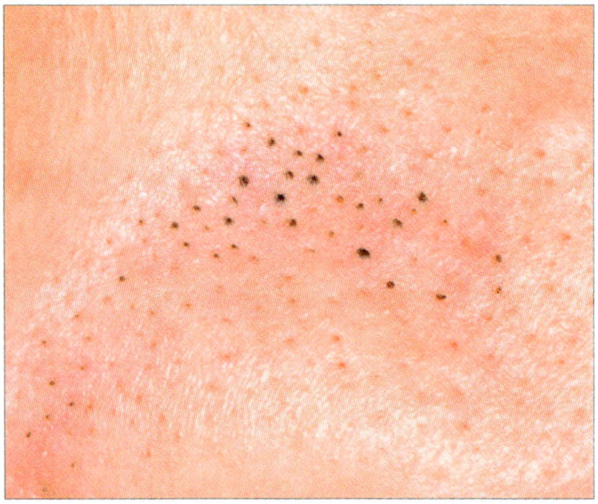

Blackheads sitzen meist dort, wo die Haut am fettigsten ist, also an der Nase oder der T-Zone.

Diese Form der Mitesser wird aufgrund seiner Farbe als Blackhead bezeichnet. Die Besonderheit der Blackheads ist, dass sich ein kleiner Teil von dem Pfropf aus Talg und Hornzellen an der Hautoberfläche befindet. Deshalb wird diese Form der Mitesser auch offene Komedonen genannt. Der Großteil des Talgs und der Hornzellen befindet sich jedoch weiterhin unter der Hautoberfläche.

An der Oberfläche jedoch kommt der Talg in Kontakt mit dem Sauerstoff der Luft. Es findet ein chemischer Prozess statt, auch als Oxidation bezeichnet, wodurch sich die Oberfläche des Talgs schwarz färbt. Je nach Talgmenge ist die betroffene Pore kleiner oder größer und auch die Größe des schwarzen Pünktchens kann variieren. Falls du schon einmal einen Blackhead ausgedrückt hast, hast du eventuell gesehen, dass wirklich nur eine sehr dünne, oberflächliche Schicht des »Talgwürmchens« schwarz gefärbt ist.

Whiteheads – weiße Mitesser

Jeder kennt wahrscheinlich die kleinen schwarzen Blackheads. Doch es gibt noch eine zweite Form von Mitessern, die wegen ihrer Farbe oft mit kleinen Pickeln verwechselt werden: Whiteheads.

Whiteheads entstehen im Wesentlichen genau wie Blackheads. Der Unterschied besteht darin, dass der Pfropf aus Talg und Hornzellen nicht die Hautoberfläche erreicht. Der Talg befindet sich knapp unter der Hautoberfläche und wird nur noch durch ein dünnes Häutchen bedeckt, weswegen Whiteheads auch als geschlossene Komedonen bezeichnet werden. Der Talg kann durch das dünne Häutchen leicht durchschimmern und verleiht dem Whitehead so seine charakteristische weißliche Farbe.

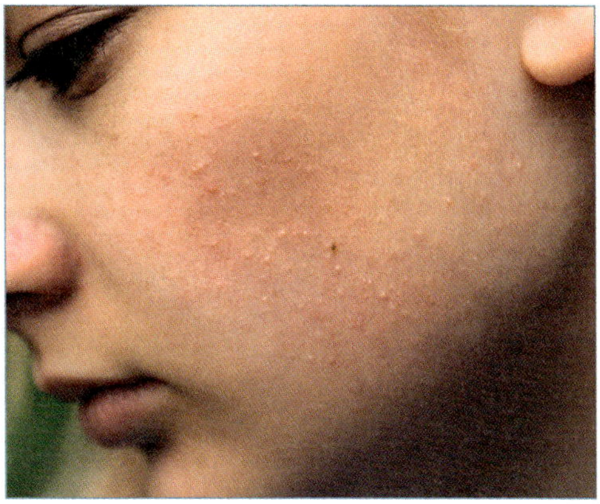

Bei Whiteheads ist der Talgpfropf mit einer dünnen Hautschicht bedeckt, was ihn weiß aussehen lässt.

Obwohl die Talgdrüse verstopft ist, bilden sie weiterhin gewisse Mengen an Talg. Dieser neu gebildete Talg kann den Pfropf, der die Talgdrüse blockiert, weiter in Richtung der Hautoberfläche treiben und dazu führen, dass das dünne Häutchen des Whiteheads reißt. Daraufhin oxidiert der Talg, der sich in dem Talg- und Hornzellpfropf befindet, in Kontakt mit der Luft und färbt sich schwarz. So kann ein Whitehead in einen Blackhead übergehen. Andersherum funktioniert das übrigens nicht: Ist ein Blackhead einmal entstanden, kann er sich nicht in einen Whitehead umwandeln.

Whiteheads bilden eine kleine Erhebung unter der Haut, die spürbar ist, wenn man mit dem Finger über den Mitesser tastet. Solltest du Whiteheads auf deiner Haut bemerken, gilt die gleiche Regel wie bei richtigen Pickeln: Drücke sie nicht aus!

Da die Pore durch ein Häutchen verschlossen ist, müsstest du hierfür viel Druck auf die Haut ausüben, was zu Verletzungen führen kann. Sichtbare Aknenarben und *Skin-Picking* entstehen hauptsächlich durch die eigene Manipulation und das Herausdrücken und seltener durch die Entzündung selbst. Sprich: Die Narben sind Folge unseres eigenen Eingriffs und können häufig vermieden werden. Außerdem kann das Ausdrücken eines Whiteheads dazu führen, dass Erreger in die verletzte Haut gelangen und aus den kleinen Entzündungen eine richtige Infektion entsteht. Insbesondere im Gesichtsbereich können solche Entzündungen in seltenen Fällen lebensgefährlich verlaufen.

Knötchen

Einfache Knötchen, auch *Papeln* oder Unterlagerungen genannt, sind Verdickungen, die man unter der Hautoberfläche wahrnimmt. Manchmal kommen auch mehrere von ihnen nebeneinander vor. Sie können verschiedene Ursachen haben, bilden sich aber in der Regel nach kurzer Zeit komplett zurück. Wenn die Knötchen sich entzünden, schimmern sie rötlich durch die Haut hindurch. Entzündete Knötchen sind bei Berührung meist schmerzhaft. Es gibt aber auch Knötchen ohne Entzündung, die man nur als kleine, unangenehme Erhebung der Haut wahrnimmt.

Nicht entzündete Knötchen entstehen meist durch eine übermäßige Bildung von Hautzellen. Diese vermehrten Zellen nehmen mehr Raum ein und werden als unangenehme Verdickung tastbar. Meistens baut der Körper diese überschüssigen Zellen mit der Zeit ab und die Unterlagerung verschwindet von selbst ohne bleibende Spuren.

Schmerzhafte, rötliche Knötchen hingegen entstehen meist durch tiefe Entzündungen der Haut. Hauptsächlich finden diese Entzündungsreaktionen in der Umgebung des Haarfollikels statt. Auch entzündete Mitesser können sich zu Unterlagerungen entwickeln. Das Ausdrücken eines Pickels kann dazu führen, dass das entzündliche Gewebe und die schädlichen Bakterien in tiefere Hautschichten wandern und dadurch dort Knötchen entstehen.

Im Vergleich zu Mitessern oder normalen Pickeln haben Papeln meist keinen Ausführungsgang. Das heißt, sie liegen komplett unterhalb der Hautoberfläche und sind durch mehrere Zellschichten abgegrenzt. Das ist auch der Grund dafür, warum man Knötchen auch mit viel Gewalt und Druck nicht ausdrücken kann. Der übermäßige Druck führt einzig dazu, dass Zellen zerstört werden, woraufhin der Körper mit einer noch stärkeren Entzündung reagieren kann. Das Knötchen und die Entzündung vergrößern sich, es wird deutlich schmerzhafter und heilt langsamer ab. Häufig können schwer entzündete Knötchen auch zu Narben führen, deshalb gilt auch hier: Finger weg.

Papeln sind neben Pickeln und Mitessern ein klassischer Bestandteil der Akne. Wenn man sie in Ruhe abheilen lässt, verschwinden sie in der Regel nach kurzer Zeit und hinterlassen keine Narben.

Pickel

Niemand möchte sie haben, doch fast jeder hat im Laufe des Lebens mit ihnen zu tun. Wenn man von Akne redet, kommen sie einem als erstes in den Sinn: die Pickel.

Genau wie Whiteheads sollte man Pickel möglichst nicht versuchen auszudrücken, da der entzündliche Eiter sonst in tiefere Hautschichten gelangen und dort zur Bildung von Knötchen oder größeren Entzündungen führen kann.

In der Medizin werden Pickel als eitergefüllte Bläschen unter der Hautoberfläche bezeichnet. Man nennt sie deshalb auch Pusteln. Pickel entwickeln sich meist aus geschlossenen Mitessern (Whiteheads). Als Hauptursache für Pickel gilt der Befall des Whiteheads durch Bakterien. Diese Bakterien ernähren sich von dem angestauten Talg innerhalb der Talgdrüse und setzen als Abbauprodukte gewisse Fettsäuren frei, die daraufhin zu einer Entzündung führen. Da der Ausführungsgang der Talgdrüse bei einem Whitehead blockiert und mit einem kleinen Häutchen überzogen ist, kann die aufgestaute Entzündung nicht nach außen entweichen und es bildet sich eine Eiterblase unterhalb der Haut: der Pickel.

Umgangssprachlich hört man manchmal etwas von »unterirdischen Pickeln«. Der Begriff bezeichnet eigentlich nichts anderes als das vorhin beschriebene Knötchen. Der wesentliche Unterschied ist, dass Pickel einen Ausführungsgang und den klassischen gelb-weißlichen Eiterpfropf an der Hautoberfläche haben. Knötchen beziehungsweise Unterlagerungen haben hingegen keinen Ausführungsgang und erscheinen nur als rötlich entzündete Unreinheit.

In der Regel verschwinden Pickel innerhalb von wenigen Tagen von selbst und hinterlassen selten Narben.

Aknenarben

Man hört es immer wieder und auch wir haben es in den letzten Kapiteln schon mehrmals gesagt: Pickel und andere Hautunreinheiten sollte man am besten nicht ausdrücken oder an ihnen kratzen, weil sonst Narben als mögliche Folge des Pickels entstehen können. Aber wieso ist das eigentlich so?

Um diese Frage zu beantworten, erinnern wir zunächst noch einmal an den Aufbau unserer Haut. Sie besteht von oben nach unten aus drei Schichten: Oberhaut, Lederhaut und Unterhaut mit Fettgewebe (Kapitel 1, Abbildung Seite 11). Pickel befinden sich meist zwischen der Ober- und Lederhaut und ihre Eiterbläschen sitzen oft knapp unterhalb der Hautoberfläche. Drückt man einen Pickel nun aus oder kratzt an ihm, zerstört man zunächst die ersten Schichten der Oberhaut. Kratzt oder drückt man nun fester, gelangt man schnell zur untersten Schicht der Oberhaut, der Stammzellschicht.

Meistens fängt die Haut an zu bluten, sobald man die Stammzellschicht erreicht hat, denn knapp darunter liegt die Lederhaut mit den Blutgefäßen, die unsere Haut ernähren. Noch einmal zur Auffrischung: Die Oberhaut selbst enthält keine Blutgefäße. Sie wird nur durch die Blutgefäße in der Lederhaut ernährt. Deshalb blutet es auch nicht sofort, wenn man kurz über seine Haut kratzt.

Aus der Stammzellschicht gehen bekanntermaßen alle Zellen der Oberhaut hervor und werden von hier aus regeneriert. Beschädigt man diese Schicht jedoch nun durch das Kratzen oder Ausdrücken von Pickeln, kann sich die Oberhaut an der entsprechenden Stelle nicht mehr regenerieren. Die beschädigte Stelle wird durch Narbengewebe ersetzt, welches die Funktionen der alten Haut nie vollständig übernehmen kann.

Aknenarben können zu Beginn der Narbenbildung verschiedene Erscheinungsformen haben (Abbildung unten).

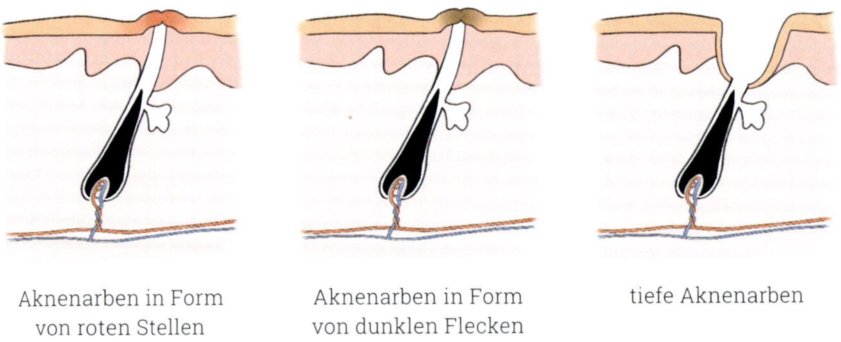
Aknenarben in Form von roten Stellen
Aknenarben in Form von dunklen Flecken
tiefe Aknenarben

Aknenarben können in verschiedenen Formen auftreten mit unterschiedlichen Pigmentierungen und Hautstrukturen.

Rötliche Narben entstehen, wenn neben der Verletzung der Oberhaut auch noch eine Entzündung entsteht. Außerdem können sie entstehen, wenn die verbleibende Oberhaut nur noch so dünn ist, dass die Blutgefäße der darunter liegenden Lederhaut durchschimmern.

Dunkle, pigmentierte Narben heben sich durch ihre dunklere Farbe von der umgebenden Haut ab. Sie entstehen dadurch, dass der Hautfarbstoff Melanin, der sich in den Hautzellen befindet, im Rahmen der Entzündungsreaktion vermehrt gebildet wird. Dies wird auch als »postinflammatorische Hyperpigmentierung« bezeichnet. Diese Bezeichnung kommt aus dem Lateinischen und beschreibt die vermehrte Pigmentbildung nach der Entzündung (Inflammation).

Tiefe Aknenarben entstehen, wenn Hautverletzungen noch tiefere Hautschichten als die Oberhaut betreffen. Die Leder- und Unterhaut können sich schlecht regenerieren und es bilden sich meist Narben, die deutlich tiefer gehen als die umliegende Haut.

Generell kann man sagen, dass die Farbe einer Narbe je nach Hautfarbe variiert. Menschen mit dunklerer Hautfarbe haben vor allem zu Beginn der Narbenbildung auch dunklere Narben; dies kommt durch die charakteristische Anordnung des Melanins in Hohlräumen (sogenannte Melanosome). Die meisten Narben verblassen jedoch im Laufe der Zeit und werden heller. Manche Aknenarben können sich auch mit guter Pflege zurückbilden oder deutlich verblassen.

Die »einfache« Akne

Die *Akne vulgaris*, auch *Akne simplex* oder »einfache Akne« genannt, ist die wohl häufigste Form der Akne. Sie äußert sich durch Mitesser, Knötchen und die klassischen Pickel. Akne tritt vor allem im Gesicht, Schulter-, Brust- und Rückenbereich auf.

Spätestens mit der Pubertät ist die Akne wohl den meisten sehr gut bekannt: 70 bis 95 Prozent der Jugendlichen entwickeln während der Pubertät mindestens leichte Akne-Beschwerden. Damit ist die einfache Akne die weltweit häufigste Hauterkrankung in den westlichen Industrieländern.

Bei dem Großteil der Betroffenen bildet sich die Akne nach der Pubertät und spätestens bis zum 25. Lebensjahr meist ganz zurück, ohne dass Hautveränderungen bestehen bleiben. Ein geringer Teil der Betroffenen leidet jedoch unter einer Narbenbildung infolge der verschiedenen Hautunreinheiten.

In bis zu zehn Prozent der Fälle bleibt die Krankheit auch noch über das 25. Lebensjahr hinweg bestehen.[4]

So entsteht Akne

Die Ursache der pubertären Akne liegt meist in einer Erhöhung der Konzentration von Sexualhormonen während der Pubertät. Besonders die männlichen Sexualhormone (Androgene) spielen eine entscheidende Rolle (Kapitel 1, Abschnitt »Der Einfluss der Hormone auf die Haut«, Seite 39) Sie führen zu einer gesteigerten Talg- und Hornzellproduktion und führen somit häufiger zu verstopften Talgdrüsen, also Mitessern. Der vermehrte Talg ist ein idealer Nährboden für Bakterien, die daraufhin zu sichtbaren Entzündungen wie Knötchen oder Pickeln führen.

Manche Menschen neigen auch außerhalb der Pubertät bei kleinsten Veränderungen oder äußerlichen Reizungen zu einer unreinen Haut oder Akne. Man kann das ein bisschen mit cholerischen Menschen vergleichen: Choleriker explodieren förmlich bei der kleinsten Reizung. Ähnlich verhält es sich bei Menschen, deren Haut dauerhaft empfindlich ist. Sobald sich etwas verändert, explodiert auch die Haut

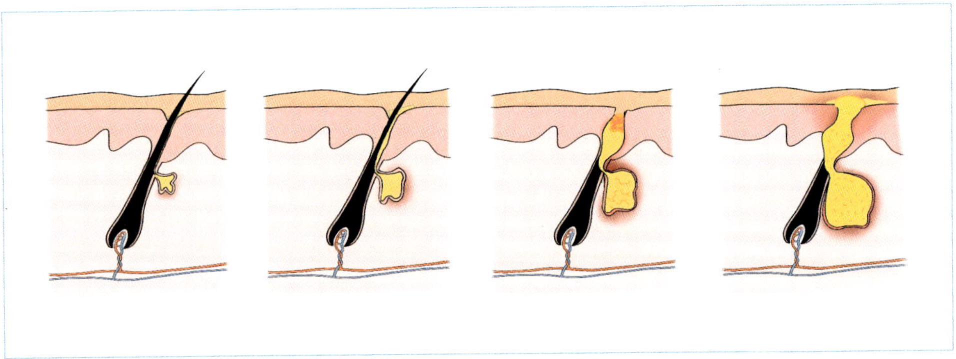

Entstehung eines Pickels: Die Talgdrüse produziert vermehrt Talg, der zu einer Entzündung führt, die schließlich an der Hautoberfläche sichtbar wird.

förmlich und es entstehen innerhalb von kurzer Zeit Entzündungen und Knötchen. Bei manchen Betroffenen kann so schon ein stressiger Tag, schwankende Temperaturen oder eine veränderte Ernährung zum Ausbruch einer Akne führen.

Dabei bilden sich initial nicht oberflächlich sichtbare Mikroentzündungen. Diese schreiten weiter fort, bis an der Hautoberfläche die Entzündung sichtbar wird (Abbildung Seite 60).

Es gibt verschiedene Formen der *Akne vulgaris*, die sich in Unterformen einteilen lassen. Sie unterscheiden sich je nach Ausprägung und Vorhandensein der verschiedenen Hautunreinheiten (Mitesser, Knötchen und Pickel). Im Folgenden besprechen wir die drei Hauptformen der *Akne vulgaris*: *Akne papulopustulosa*, *Akne comedonica* und *Akne conglobata*.

Die klassische Akne

Die *Akne papulopustulosa* ist die klassische und bekannteste Form der Akne. Sie ist gekennzeichnet durch entzündliche Knötchen und Pickel. Die meisten Jugendlichen entwickeln während der Pubertät zumindest eine schwache Form dieser *Akne vulgaris*. Besonders männliche Jugendliche sind häufiger von schweren Formen mit deutlich mehr und stärker entzündeten Pickeln und Knötchen betroffen. Vermutlich liegt dies daran, dass männliche Jugendliche in der Pubertät deutlich mehr Androgene, also männliche Sexualhormone, bilden. Wie schon am Anfang des Kapitels erwähnt, sind größere Mengen dieser Hormone der häufigste Auslöser von Akne und vermehrter Talgbildung.

Bei leichten Formen der *Akne papulopustulosa* findet man pro Gesichtshälfte weniger als zehn Pickel oder Papeln, schwere Formen führen zu über 30 Knötchen oder Pickeln pro Gesichtshälfte.

Auch die Akne papulopustulosa verschwindet in der Regel bis zum 25. Lebensjahr. Bei etwa zwölf Prozent der betroffenen Frauen und drei Prozent der Männer kann die *Akne papulopustulosa* noch bis zum 50. Lebensjahr verbleiben oder immer wieder neu auftreten.[5] Diese Form der Akne wird dann als Spätakne *(Akne tarda)* bezeichnet.

Normalerweise verheilen kleine Pickel und Knötchen ohne Narbenbildung ab. Häufiges Ausdrücken oder Kratzen kann jedoch wie oben beschrieben die Haut schädigen und zu Narben führen.

Die Mitesser-Akne

Bei dieser Art der Akne – der *Akne comedonica* – treten, wie der Name schon vermuten lässt, hauptsächlich Komedonen, also Mitesser auf. Bei der *Akne comedonica* findet man kaum oder gar keine entzündlichen Pickel, sondern vor allem Blackheads und Whiteheads.

Man unterscheidet leichte Formen der *Akne comedonica*, bei denen weniger als zehn Mitesser pro Gesichtshälfte auftreten, von schweren Formen, bei denen mehr als 50 Mitesser pro Gesichtshälfte zu finden sind.

Die *Akne comedonica* ist die leichteste Verlaufsform der *Akne vulgaris* und verschwindet in der Regel mit Abschluss der Pubertät. Da kaum Entzündungen auftreten, heilen die Mitesser meist ohne Narben ab.

Die zystische Akne

Die schwerste Unterform der *Akne vulgaris* ist die *Akne conglobata*, auch zystische Akne genannt. Hierbei treten neben stark entzündeten Knötchen und Pickeln sogar Abszesse (durch eine Entzündung bedingte Zerstörung von Gewebe) und große Ansammlungen von Eiter auf. Die Entzündungen sind häufig so schwer, dass sie auch tiefe Hautschichten befallen und zu hoch schmerzhaften Abszessen und sogar der Bildung von Fisteln führen (eine Fistel ist ein in geschädigtem Gewebe neu entstandener Gang) führen.

> Wegen der schweren Entzündungen und der stark beschädigten Haut sollte man eine *Akne conglobata* immer ärztlich behandeln lassen.

Auch hier sind Männer häufig schwerer betroffen als Frauen.[6] Vermutlich liegt auch das daran, dass Männer während der Pubertät und auch danach deutlich mehr männliche Geschlechtshormone aufweisen als Frauen, die die zystische Akne begünstigen.

Meistens werden unter anderem entzündungshemmende Medikamente verwendet, die die stark entzündete Haut beruhigen und meistens auch eine übermäßige Narbenbildung verhindern können. Mehr zur medikamentösen Behandlung besprechen wir im Folgenden bei einer der schwersten Hautkrankheiten: der *Akne fulminans*.

Unbehandelt kann man an einer schweren Akne über Jahre oder sogar Jahrzehnte leiden. Sie kann immer wieder in Schüben auftreten und durch die schweren, tiefen Entzündungen unangenehme Narben hinterlassen.

Die Teenager-Akne

Diese Form könnte man wohl »Teenie-Akne« nennen, fachlich heißt sie *Akne fulminans*. Sie ist die wohl schwerste und verheerendste Form der Akne, die fast ausschließlich bei männlichen Jugendlichen auftritt. Hier sind auch andere Organe als die Haut betroffen; die Betroffenen müssen häufig im Krankenhaus behandelt werden.

Innerhalb weniger Wochen kann sich die schwere *Akne fulminans* aus einer Akne conglobata oder auch aus schwächeren Akneformen bilden. Sie betrifft nun nicht mehr nur die Haut, sondern hat schwere Auswirkungen auf den gesamten Körper. Man bezeichnet sie deshalb jetzt als systemische Erkrankung.

Bei der *Akne fulminans* treten schmerzhafte großflächige, eitrige Hautveränderungen auf, die sogar zu einem Absterben (auch *Nekrose* genannt) oberflächlicher Hautschichten in den betroffenen Bereichen führen können. Neben den schweren Veränderungen der Haut ist der gesamte Körper von der Krankheit betroffen. Es tritt fast immer langanhaltendes, hohes Fieber und Schüttelfrost auf, was durch eine massive Entzündung des Körpers verursacht wird. Die Entzündung kann auch die Gelenke betreffen.

Eine schwere *Akne fulminans* zieht fast immer einen längerfristigen Krankenhausaufenthalt mit sich. Je nach Schwere der Hautveränderungen und Erfolg der Behandlung können tiefe Narben verbleiben.

Die Ursache der *Akne fulminans* ist noch immer weitgehend ungeklärt. Man vermutet, dass gewisse Risikofaktoren erblich bedingt sind. Dazu gehören zum Beispiel Schwächen des Immunsystems oder eine Neigung des Körpers zu häufigen Entzündungen. Da die *Akne fulminans* (glücklicherweise) eine relativ seltene Erkrankung ist, konnten noch keine genauen Ursachen geklärt werden; dieses Thema ist deshalb weiterhin Bestandteil der Forschung.

Die wirksamsten Maßnahmen

Die *Akne fulminans* ist, wie gerade besprochen, keine einfache Hautkrankheit mehr. Weil sie den gesamten Körper betrifft, reicht nur eine Behandlung der beschädigten Haut nicht mehr aus. Der gesamte Körper muss gewissenhaft mit Medikamenten behandelt werden, um diese schwere Erkrankung schnellstmöglich in den Griff zu bekommen.

Hier besprechen wir nur einige Behandlungsmöglichkeiten. Die eigentliche Therapie ist bei jedem Betroffenen individuell. Zu den grundsätzlichen Therapiemaßnahmen gehören:

> Medikamente wie Isotretinoin können natürlich auch starke Nebenwirkungen verursachen. Die wohl bekannteste ist, dass Isotretinoin bei Schwangeren zu Fehlgeburten führen kann. Deshalb darf es unter keinen Umständen bei Schwangeren verabreicht werden und die Patientinnen müssen während der Behandlung auch auf eine sichere Verhütung achten.

- Bettruhe und körperliche Schonung, da der Körper durch die schweren Entzündungen erschöpft ist und möglichst viel Ruhe braucht, um mithilfe des Immunsystems gegen die Erkrankung zu kämpfen.
- Desinfizierende Behandlung der entzündeten Stellen mit zum Beispiel in Schleimhautdesinfektionsmittel getränkten Umschlägen; nach Besserung weitere Behandlung mit antiseptischen Cremes.
- Bekämpfung der innerlichen Entzündung mit sogenannten NSAR (Nichtsteroidale Antirheumatika), wie beispielsweise Ibuprofen. Sie hemmen die Entzündungen im ganzen Körper von innen heraus und sind somit eine gute Wahl für die *Akne fulminans*. Diese Therapie

wird meistens sogar über Monate fortgesetzt, um zu verhindern, dass die Krankheit kurz nach der ersten Besserung wieder ausbricht.

- Medikamente wie Isotretinoin hemmen die Talg- und Hornzellproduktion und bekämpfen damit die Hautveränderungen. Außerdem hemmen sie die Entzündungen im Körper, indem sie das Immunsystem beeinflussen.

Die Ernährung anpassen

Auch das Essverhalten beeinflusst unsere Haut. Sogar bei der schwersten Form der Akne kann eine gesunde Ernährung die Symptome zumindest etwas verbessern. Beispielsweise sollte man weniger einfache Zucker essen, wie in Süßigkeiten oder Weißmehlprodukten vorhanden. Stattdessen sollte man mehr sogenannte komplexe Kohlenhydrate zu sich nehmen.[7] Diese finden sich zum Beispiel in Haferflocken und Vollkornbrot. Bei komplexen Kohlenhydraten benötigt der Körper mehr Zeit, bis der Blutzuckerspiegel ansteigt. Auch ist der Anstieg weniger stark, aber langanhaltender. Dies wiederum beeinflusst über verschiedene hormonelle Kaskaden die Talgdrüsenaktivität.

Auch gesättigte Fettsäuren, wie man sie oft in Chips, Tiefkühlpizza oder vielen Fertiggerichten findet, können einen negativen Effekt auf die Haut haben. Ungesättigte Fettsäuren hingegen, die in Fisch oder Nüssen vorhanden sind, zeigen positive und schützende Effekte auf die Haut und den ganzen Körper.

> Du kannst dir an dieser Stelle schon mal merken: Je ausgewogener die Ernährung ist, umso wahrscheinlicher ist eine bessere Haut.

Auf die Auswirkungen der Ernährung auf die Haut gehen wir in Kapitel 4 (Seite 93) noch deutlich genauer ein. Dort besprechen wir neben wichtigen Nährstoffen für die Haut auch einige nützliche Kochrezepte, die die Haut deutlich verbessern können.

Wenn Medikamente der Haut schaden

Als *Akne medicamentosa* wird eine Akneform bezeichnet, die durch verschiedenste Medikamente ausgelöst wird. Es handelt sich nun nicht mehr um die *Akne vulgaris*, sondern einer davon abgrenzbaren Akneform. Dabei führen Medikamente zu den klinisch sichtbaren Hautunreinheiten und triggern den Entzündungsprozess.[8]

Meist bilden sich innerhalb weniger Tage nach Einnahme des jeweiligen Wirkstoffs typische Aknesymptome wie entzündliche Knötchen und Pickel. Manche Medikamente können eine bestehende schwache Akne auch deutlich verstärken. Normalerweise verschwindet die *Akne medicamentosa* wieder, kurz nachdem die entsprechenden Medikamente abgesetzt werden.

Für die *Akne medicamentosa* sind die in der Tabelle auf Seite 67 genannten Eigenschaften typisch; an diesen Merkmalen lässt sie sich von der *Akne vulgaris* unterscheiden.

Die häufigste Form der *Akne medicamentosa* ist die sogenannte *Steroidakne*. Im Alltag wird die Steroidakne oft mit der im Volksmund Doping-Akne genannten Akneform gleichgesetzt, die durch Missbrauch von Steroiden, wie zum Beispiel dem männlichen Sexualhormon Testosteron, entsteht. Daher tritt sie vermehrt bei Kraftsportlern auf, die ihr Training mit hormoneller »Unterstützung« vorantreiben wollen. Medizinisch gesehen entsteht eine Steroidakne aber durch steroidhaltige Medikamente. Dazu zählt beispielsweise auch das häufig bei Hautkrankheiten verwendete Kortison. Bei Einnahme von Kortison in Tablettenform tritt die Akne meist im Gesicht, am Rumpf und am Rücken auf. Bei lokaler Behandlung, wie beispielsweise mit kortisonhaltigen Cremes, treten die Unreinheiten selten auf und nur dann, wenn über einen langen Zeitraum hinweg talgdrüsenreiche Hautpartien eingecremt werden. Auch manche Asthmamedikamente oder Medikamente mit Wirkstoffen, die im Rahmen einer Organtransplantation verwendet werden, beinhalten Steroide beziehungsweise Kortison und können zur Ausbildung einer Akne führen.

Typische Merkmale der Akne medicamentosa und der Akne vulgaris im Vergleich		
Kriterium	**Akne vulgaris**	**Akne medicamentosa**
Beginn	Meist ab Pubertät	Meist nach Pubertät
Hauterscheinung	Mitesser, Pickel, Knötchen	Pickel, Knötchen
Verlauf	Chronisch (langanhaltend)	Akut (kurzzeitig)
Vernarbung	Häufig bei entzündlicher Form	Meist keine Vernarbung

Medikamente, die eine Akne medicamentosa auslösen können	
Substanzgruppe	**Beispiele**
Schmerzmittel	Phenobarbiturate
Antidepressiva	Lithium
Antibiotika	Tetrazykline, Streptomycin, Isoniazin
Malariamedikamente	Chinin
Glucocorticoide	Kortison
Androgene	Testosteron
Immunsuppressiva	Ciclosporin A
Vitamine	Vitamin B_1, B_6, B_{12}
Tumormedikamente	EGFR-Blocker (Cetuximab)
Tuberkulostatika	Rifampicin, Ethionamid
Schlaf- oder Beruhigungsmittel	Vor allem bromhaltige Wirkstoffe (Bromazepam)
Desinfektionsmittel	Hauptsächlich halogenhaltige Substanzen
Antiepileptika	Trimethadion

Wenn Akne psychisch verursacht ist

Die *Acne excoriée des jeunes filles* (auf Deutsch »aufgeschürfte Akne der jungen Mädchen«, auch als *Skin Picking Disorder* bezeichnet) ist eine Sonderform der *Akne vulgaris*, bei der die Betroffenen jegliche Pickel und Unreinheiten ihrer Haut zwangsweise, oft auch unbewusst, aufkratzen. Durch die Manipulationen an der Haut verschlechtern sich die Erkrankung und das Erscheinungsbild deutlich. Dies führt wiederum zu noch mehr Manipulationen der Haut – ein Teufelskreis entsteht.

Es handelt sich im eigentlichen Sinne also nicht nur um eine Hautkrankheit, sondern vielmehr um eine psychische Impulskontrollstörung. Sie kommt nahezu ausschließlich bei jüngeren Frauen im Zeitraum zwischen der Pubertät und etwa dem 40. Lebensjahr vor.

Diese Erkrankung kann unter anderem auch durch Stress verursacht werden. Manche Menschen neigen unter hoher Belastung oft dazu, sich beispielsweise ins Gesicht zu fassen, Pickel zu manipulieren oder sich zu kratzen. Auch so kann eine leichte Form der *Acne excoriée des jeunes filles* entstehen.

Was bei psychisch verursachter Akne hilft

Da es sich bei dieser Form der Akne hauptsächlich um eine psychische Erkrankung und nicht nur um eine Hauterkrankung handelt, helfen hier die üblichen Medikamente gegen Akne nicht.

Der beste Weg, die psychisch verursachte Akne zu behandeln, ist, den inneren Teufelskreis zu durchbrechen und die Manipulationen der Haut bewusst zu verhindern. Hierbei kann entweder professionelle psychologische Hilfe der richtige Weg sein, oder man kann versuchen, das eigene Verhalten durch bestimmte Achtsamkeitsübungen zu beeinflussen. Das Ziel dieser Übungen ist es, das unbewusste Manipulieren der Haut zu verhindern und eine bessere Kontrolle über die eigenen Handlungen zu erlangen.

Hier möchten wir nun einige Hilfestellungen und Übungen vorstellen, die Betroffenen ermöglichen können, die Erkrankung zu besiegen. Diese Übungen können nicht nur Erkrankten, sondern auch gesunden Menschen helfen, ein besseres Bewusstsein für den eigenen Körper zu erlangen.

Stress reduzieren

Stress kann ein verstärkender Faktor für den Ausbruch einer Akne sein und eine vorhandene Akne verstärken. Auch wenn es nicht immer leicht ist, sollte man versuchen, sich täglich Auszeiten zu nehmen, um den Alltagsstress ein wenig zu reduzieren. Als Ausgleich eignet sich zum Beispiel ein kurzer Spaziergang, Sport oder ein entspannendes Buch. Neben einer verstärkten Akne steigert übermäßiger Stress auch das Risiko für Herz-Kreislauf-Erkrankungen und bringt viele weitere Probleme mit sich.

Trigger erkennen und vermeiden

Fast alle Betroffenen haben einen oder mehrere Trigger, die das Manipulieren der Haut auslösen oder verstärken können. Für viele ist es der Blick in den Spiegel, für andere sind es bestimmte Situationen oder Stress. Wenn du es schaffst, deine persönlichen Trigger zu identifizieren und sie möglichst zu vermeiden, kommst du schon einen großen Schritt weiter. Beim Auffinden der Trigger kann es dir auch helfen, Tagebuch zu führen und so zu erkennen, wann und in welchen Situationen du besonders viel an deiner Haut gekratzt oder gedrückt hast.

Hast du deinen Trigger endlich gefunden, kannst du nun versuchen, ihn zu vermeiden. Ist beispielsweise der Blick in den Spiegel dein Trigger, hänge am besten vorübergehend deine Spiegel ab oder verdecke sie mit einem Tuch.

Tagebuch führen

Es mag zwar sehr einfach klingen, aber das Führen eines Tagebuchs ist eine sehr gute Möglichkeit, ein Bewusstsein für das nicht absichtliche Kratzen oder Drücken an der Haut zu bekommen. Besorg dir ein Tagebuch und notiere immer, wenn du dich unbewusst kratzt oder deine Haut anders manipulierst. Das Tagebuch wird dir auch sehr nützlich sein, um deine neuen Fortschritte zu erkennen.

Meditation

Vielleicht fragst du dich, wie genau Meditation bei Akne helfen soll. Eins vorab: Es geht nicht darum, eine andere Bewusstseinsebene zu erreichen, wie manch einer vielleicht meinen mag, wenn von Meditation die Rede ist. Diese jahrtausendealte fernöstliche Methode hat nicht nur mentale, sondern vor allem auch physiologische Mechanismen mit einer beeindruckenden Wirksamkeit.

Der Körper reguliert sich in Stresssituationen durch die Ausschüttung verschiedener Hormone. Bei einer ausgeprägten psychischen und körperlichen Anstrengung steigen einige Hormone in ihrer Konzentration an. Dazu zählt zum Beispiel das Kortison aber auch das Adrenalin. Häufig sind Schlafmangel und ein unregelmäßiger Tag-Nacht-Rhythmus die Folge von einem dauerhaft hohen Kortisonspiegel. Dieses Ungleichgewicht des Hormonhaushalts führt dazu, dass die Herzfrequenz und der Blutdruck steigen, dass über lange Sicht das Immunsystem geschwächt wird, aber auch, dass die Talgdrüsenaktivität ansteigt. Es können also Hautunreinheiten entstehen. Meditieren kann einen bewussten Stressabbau unterstützen, sodass durch die Ruhe der erhöhte Kortison- und Adrenalinspiegel beeinflusst werden. Folglich reguliert sich unter anderem auch die Talgproduktion.

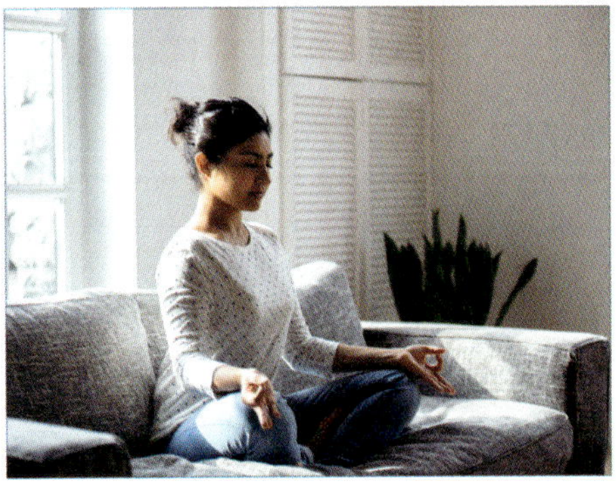

Meditieren kann ganz einfach sein und ist dabei enorm effektiv, denn es setzt tief im Inneren an und wirkt sowohl physisch als auch mental.

Natürlich ist diese Maßnahme nur effektiv, wenn die Meditation konsequent und regelmäßig in den Alltag integriert wird. Ähnlich wie beim Sport ist auch bei der Meditation die Frequenz und nicht die Dauer entscheidend. Das bedeutet, dass bereits eine tägliche zweiminütige Meditation effektiver für den Körper ist, als wenn zum Beispiel einmal in der Woche für eine Stunde meditiert wird.

Für Einsteiger kann die Meditation zu Beginn, wenn das Thema neu ist, nicht ganz einfach sein, da bewusst geatmet wird, bewusst auf den Körper gehört wird und viele Gedanken aktiver wahrgenommen werden und das bedarf einem gewissen Körpergefühl, das man aber erlernen kann. Es empfiehlt sich mehrmals täglich kleine Sessions einzubauen und gegebenenfalls die Dauer langsam auf bis zu zehn Minuten zu erhöhen.

Deine tägliche Meditationsoase

Mit dieser kurzen Meditation kannst du mehr Entspannung in deinen Alltag integrieren. Wähle drei Tageszeitpunkte, zu denen du eine bewusste meditative Übung durchführen willst. Diese sollte jeweils drei bis fünf Minuten dauern. Am besten legst du für deine Meditationszeiten bestimmte Uhrzeiten fest, so wird dein »Meditationstermin« eine verbindliche Verabredung mit dir selbst.

Suche dir einen ruhigen Ort, an dem du dich wohl fühlst. Schalte alle elektronischen Geräte aus oder aktiviere den Flugmodus, du solltest für die nächsten Minuten vollkommen ungestört sein. Je nach dem Ort, für den du dich entschieden hast, und je nach Empfinden, kannst du die Meditation im Sitzen oder im Liegen durchführen. Auf alle Fälle sollte es eine für sich entspannte Haltung sein.

- Finde eine angenehme Position und komme im Moment an.
- Schließe deine Augen, ganz locker, ohne sie zuzukneifen.
- Lege den Fokus nun auf deine Atmung und spüre, wie die Luft durch deine Atemwege in die Lunge strömt.
- Atme für drei Sekunden tief ein ....
- .... und für sechs Sekunden wieder aus
- Versuch deine Wahrnehmung auf die Atmung zu fokussieren und alle anderen Gedanken für diesen Moment zu pausieren.
- Lasse aufkommende Gedanken vorbeiziehen, ohne sie zu vertiefen.
- Wenn du deine Meditation beendet hast, öffne die Augen und lockere noch einmal den Nacken und die Schultern mit leichten Bewegungen.

Wiederhole diese einfache Atemübung für einige Minuten. Wenn das Thema ganz neu für dich ist, genügt bereits eine Minute. Steigere die Einheiten langsam, wenn du dich danach fühlst

Nora Achmaoui war von Akne betroffen

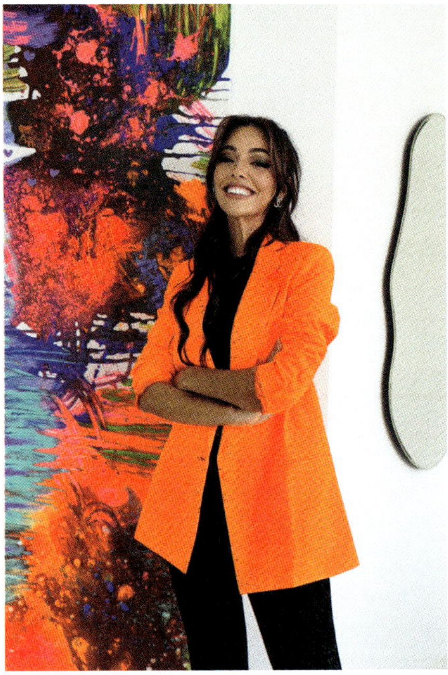

Wer bist du und was ist deine Profession?

Hallo oder »gooood morning«, wie es Familie, Freunde und Follower täglich von mir hören. Ich bin Nora Achmaoui, 26 Jahre alt, selbst Autorin und Verlegerin, Influencerin und vor allem Entrepreneurial Coach für Frauen, die ihr eigenes Unternehmen gründen möchten.

Wann hattest du das erste Mal Probleme mit der Haut?

Das erste Mal hatte ich mit zwölf Jahren Probleme mit meiner Haut. Relativ früh haben sich über die gesamte Stirn und im Wangenbereich unglaublich viele Unterlagerungen (Knötchen) angesammelt und ganz große entzündete Blutpickel. Liebevoll habe ich mich vorsorglich vor meinen Klassenkameraden selbst immer »Streuselkuchen« genannt, damit mir das Mobbing erspart blieb. Aus der Retrospektive betrachtet, habe ich erst kürzlich verstanden, wie sehr ich eigentlich gelitten habe, wie oft ich wegen meiner Akne weinen musste. Als Jugendliche ist dieses Thema unglaublich belastend und ich muss mein jüngeres Ich einmal dafür loben, wie stark ich mit einem Thema umgegangen bin, das mich über zwölf Jahre begleitet hat.

Was hast du daraufhin gemacht und wie erfolgreich waren die Maßnahmen?

Zuerst bin ich mit meiner Mutter zum Dermatologen gefahren, der bei mir eine hormonell bedingte Akne diagnostizierte und mir unter anderem wöchentliche Ausreinigungen verschrieb – oh man, war das schmerzhaft. Ich wurde vom Streuselkuchen zum Berliner mit Himbeerfüllung – so blutig war mein gesamtes Gesicht. Ständig war alles entzündet. Ich habe nebenher nachts ein Kombipräparat mit Clindamycin und Benzoylperoxid aufgetragen und so blieb keine Bettwäsche vor dem Bleichmittel in der Creme sicher. Als ich später die Pille als Verhütungsmittel einnahm, wurde auch mein Hautbild besser; zwölf Kilogramm mehr auf den Rippen gab es umsonst dazu. Nach dem Absetzen der Pille ging es wieder los, bis mir mit 25 Jahren nach ausführlicher Aufklärung Isotretinoin verschrieben wurde. Auch hier können die Nebenwirkungen unter Umständen alles andere als harmlos sein, aber sie haben sich bei mir zum Glück kaum gezeigt. So wurde ich innerhalb von sechs Monaten wieder pickelfrei – bis heute.

Was wünschst du dir noch mehr in der Kommunikation zum Thema »Akne«?

Ich wünsche mir ehrliche, wirksame Aufklärung und vor allem: schnell verfügbare. Das startet bereits bei den verschiedenen Aknearten. Auf Social Media werden so viele Cremes als Wundermittel beworben und führen dabei so viele Mädchen und Frauen in die Irre. Akne ist nicht gleich Akne und das muss einmal deutlich erklärt werden. In dieser Industrie steckt auch so unglaublich viel Geld; dabei wird immer häufiger vergessen, dass Schicksale von so vielen Mädels dahinterstecken. Ich will nicht 43 Cremes und Treatments verschrieben bekommen, bis eine davon so richtig wirkt. Helft mir Pickel loszuwerden und ich werde glücklich. Und mit »schnell verfügbare Aufklärung« meine ich Schluss mit Terminen bei Dermatologen in sieben Monaten. Bis dahin ist mein ganzer Kopf zu einem einzigen Pickel zusammengewachsen.

Du bist eine erfolgreiche Person, die offen mit ihrer Community interagiert. Bei Instagram teilst du deine Erfahrung zur Akne. Was hilft deiner Haut am besten, welche sind also deine »Best Practices« und was möchtest du anderen Frauen mitgeben?

Routine! All die teuren Cremes helfen nicht, wenn ihr keine Regelmäßigkeit reinbringt. Keep it clean and simple: Ich wasche mein Gesicht morgens und abends mit pH-neutraler Waschlotion. Das muss gar kein teures Markenprodukt sein, herkömmliche Drogerien haben beispielsweise oftmals eigene Med-Serien, die sich genauso zur Pflege eignen. Produkte mit Salicylsäure und AHA (Alpha-Hydroxy-Säure) haben auch deutlich zur Verbesserung meines Hautbilds beigetragen. Und zu guter Letzt: Sonnencreme nicht vergessen.

Wo findet man dich?

Instagram: Noriyanori, Tiktok: Noriyanori_, Website: www.sheeo-consulting.de

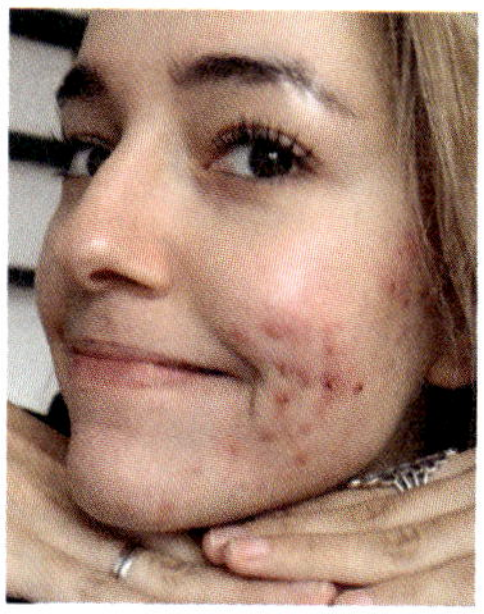

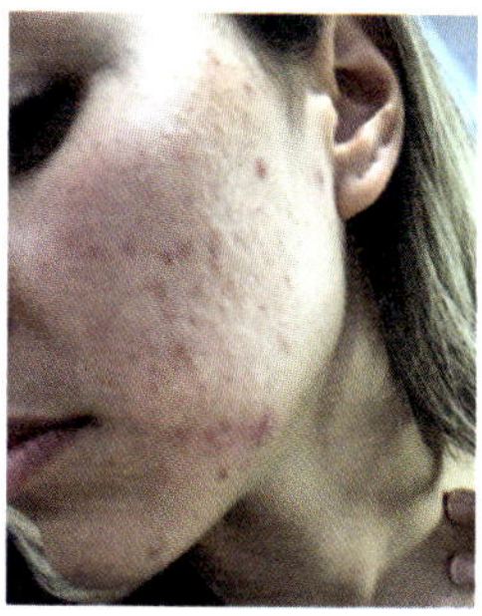

Links sieht man Noras Haut vor, rechts nach der Behandlung.

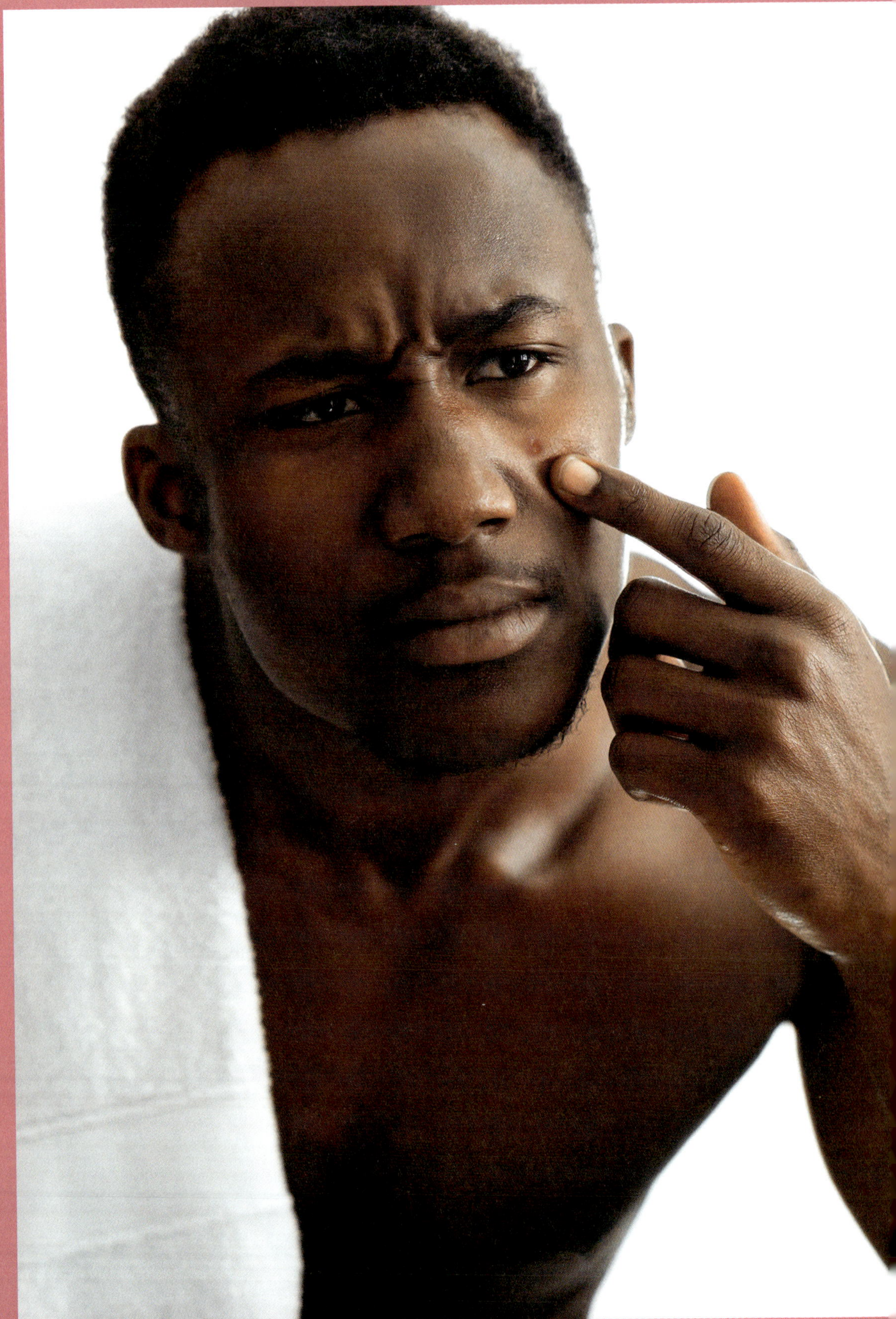

3

Pickel bedeuten nicht immer Akne

Ein Pickel bedeutet nicht zwingend, dass man Akne hat. Das ist wohl einer der wichtigsten Sätze, den man sich für die Haut merken sollte. Denn nicht alle Hautveränderungen mit Pickeln, die auf den ersten Blick wie eine Akne aussehen, sind auch wirklich eine Akne. Auch viele andere Hauterkrankungen können zu einer Veränderung der Haut führen, obwohl sie komplett andere Ursachen haben. Dementsprechend müssen diese Krankheiten auch anders behandelt werden als eine normale Akne.

Herausfinden, ob es sich wirklich um Akne handelt

Viele Hautkrankheiten werden fälschlicherweise als Akne abgestempelt. Und wenn die Erkrankung falsch diagnostiziert wird, kann sie auch nicht richtig behandelt werden. Im Gegenteil: Die falsche Behandlung verschlimmert die vorhandenen Symptome häufig sogar. Auch weit verbreitete Hautkrankheiten, wie zum Beispiel die *Rosazea*, auch Kupferrose genannt, werden häufig fälschlich als Akne diagnostiziert. Typisch für die Rosazea sind schubweise Rötungen der Haut bei bestimmten Reizen, die auch mit Akne-ähnlichen Pickeln verbunden sein können. Sicher hast du schon Leute gesehen, die bei viel Stress oder nach einiger Zeit in der Sonne im Gesicht einen starken, rötlichen Ausschlag entwickeln. Wahrscheinlich steckt hier die Rosazea dahinter. Wird die Rosazea nun falsch behandelt, treten nur noch mehr Rötungen auf, die mit schmerzhaften Pickeln einhergehen können.

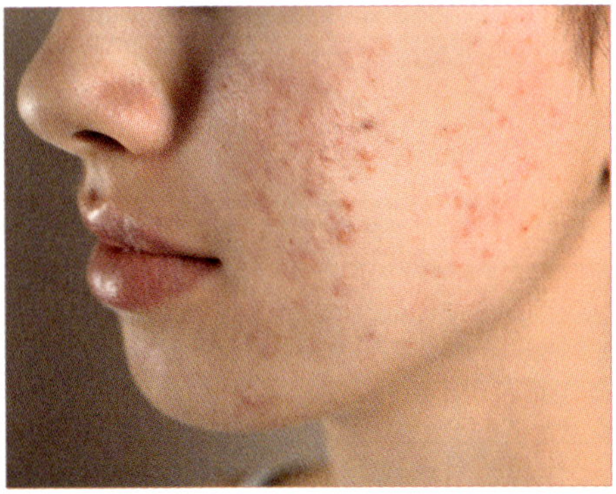

Akne ist nicht immer auf den ersten Blick als solche zu erkennen, daher kann es zu Verwechslungen kommen.

Sogar schwere Krankheiten wie die *Akne inversa*, bei der sich tiefe eitrige Entzündungen und Narben bilden können, können mit einer normalen Akne verwechselt werden und werden häufig viel zu spät erkannt. Betroffene bekommen oft über Monate keine richtige Diagnose und dementsprechend auch keine passende Hilfe. In der Zwischenzeit schreitet die Erkrankung durch die falsche Behandlung weiter fort, was für die Erkrankten extrem belastend sein kann.

Deshalb möchten wir dir in diesem Kapitel einen Überblick über einige der wichtigsten Akne-ähnlichen beziehungsweise ähnlich klingenden Krankheiten geben. Wir besprechen die wichtigsten Merkmale und erklären auch wesentliche Unterschiede zur normalen Akne. Auf Seite 83 haben wir eine Tabelle zusammengestellt, mit der du die verschiedenen Erkrankungen schnell unterscheiden kannst, wenn du dir bei Pickeln mal unsicher sein solltest.

Verwechslungsgefahr mit Rosazea

Eine Krankheit, die leicht mit Akne verwechselt werden kann, ist Rosazea, auch Couperose oder Kupferrose genannt. Es handelt sich um eine chronisch-entzündliche Krankheit, die in Stadien verläuft. Im Laufe der Erkrankung kommt es zu typischen Rötungen der Haut sowie zur Bildung von Knötchen und Pickeln. Aufgrund der Bildung von Pickeln und Papeln kann Rosazea schnell mit Akne verwechselt werden, weshalb sie in diesem Kapitel einen wichtigen Stellenwert einnimmt. Im Gegensatz zu Akne tritt Rosazea jedoch vor allem ab dem 25. bis 30. Lebensjahr auf, weil die Ursache hier eine ganz andere ist.

> Knötchen entstehen durch Entzündungen unterhalb der Hautoberfläche. Pickel entstehen hauptsächlich durch Entzündungen im Bereich von Haarfollikeln, wenn sich durch die Entzündung eine kleine Eiterblase im Bereich der Haut bildet.

Die Haut von Betroffenen reagiert auf bestimmte äußere Reize mit einer Erweiterung der kleinen Blutgefäße innerhalb der Haut. Dadurch wird der jeweilige Hautbereich stärker durchblutet, was sich als charakteristische Rötung zeigt. Im späteren Krankheitsverlauf können diese erweiterten Gefäße, auch *Teleangiektasien* genannt, sichtbar im Gesicht auftreten.

Diese krankhafte Erweiterung sorgt über einen längeren Zeitraum zu Schäden an den Gefäßen. Auf diese Schäden reagiert der Körper oft mit einer Entzündung im entsprechenden Bereich, wodurch sich hier leicht Knötchen und Pickel bilden können.

Das Besondere bei Rosazea ist, dass sie auf bestimmte äußere Reize (auch Trigger genannt) reagiert, die bei jedem Patienten unterschiedlich sind. Trigger-Faktoren können beispielsweise Koffein, Nikotin, Stress, scharfes Essen, UV-Strahlung (nicht nur im Sommer!), Alkoholkonsum oder Wärme sein. Diese Trigger können dann entweder einen Schub der Rosazea hervorrufen oder einen bereits bestehenden Schub teilweise deutlich verstärken.

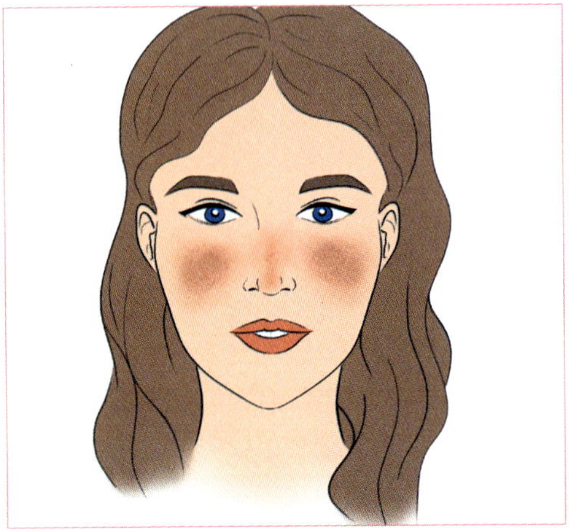

Rosazea, Stadium 1: Im Bereich der Nase und Wangen treten vorübergehend Rötungen auf.

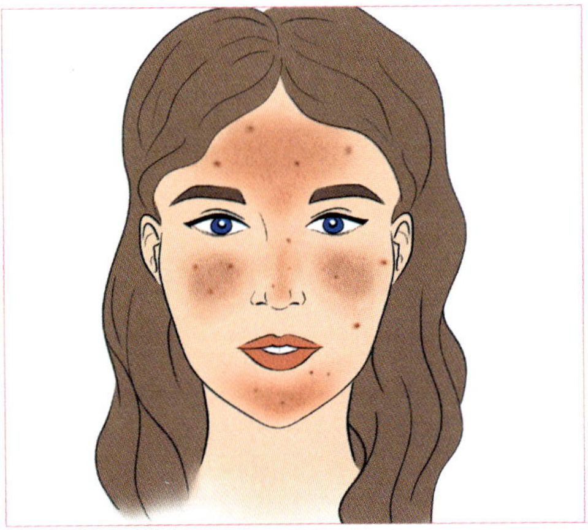

Rosazea, Stadium 2: Zusätzlich zur Rötung der Haut im Gesicht treten Pickel und Knötchen auf.

Je nach Symptomen kann man Rosazea in verschiedene Stadien einteilen. Dabei gibt es sogar ein Stadium 0, welches eine sehr empfindliche Haut beschreibt, die schnell zu Rötungen neigt. Die Rötungen verschwinden nach kurzer Zeit wieder und es treten normalerweise keine Pickel auf. In Stadium 1 treten immer wiederkehrende Rötungen der Haut auf, die auch über Stunden bestehen bleiben können und als »Flush-Symptomatik« bezeichnet werden (Abbildung links oben). Man erinnert sich sicher an Personen mit einem hellen Hauttyp, die bei Stress oder nach einer längeren Zeit in der Sonne einen rötlichen Ausschlag im Gesicht bekommen.

In Stadium 2 treten neben der typischen Rötung auch noch Papeln und Pusteln im betroffenen Hautbereich auf (Abbildung links unten). Im Gegensatz zur Akne entstehen diese nicht durch eine Überproduktion der Talgdrüsen, sondern durch Entzündungen im Rahmen einer Fehlregulation von Entzündungsbotenstoffen. Rosazea selbst führt auch zu einer erhöhten Entzündungsneigung des Körpers, was Pickel und Knötchen noch wahrscheinlicher macht. Überdies kann es zu einer Neubildung von kleinen Gefäßen kommen, die als kleine Äderchen, den Teleangiektasien, rötlich durch die Haut schimmern können.

Das letzte Stadium 3 der Rosazea wird selten erreicht und ist durch ein sogenanntes *Phym*, ein extremes Wachstum der Talgdrüsen, gekennzeichnet. Diese stark gewachsenen Talgdrüsen können zur Vergrößerung bestimmter Hautareale, wie zum Beispiel der Nase oder dem Kinn führen (Abbildung rechts). Sicherlich haben die ein oder anderen schon einmal von einer »Säufernase« oder »Knollennase« gehört. Dabei handelt es sich eigentlich um das letzte Stadium der Rosazea.

Dieses wird glücklicherweise selten erreicht, weil Rosazea sehr gut behandelbar ist. Allerdings wird Rosazea auch sehr häufig mit Akne verwechselt und durch eine falsche Therapie verschlechtert sich das Hautbild weiter.

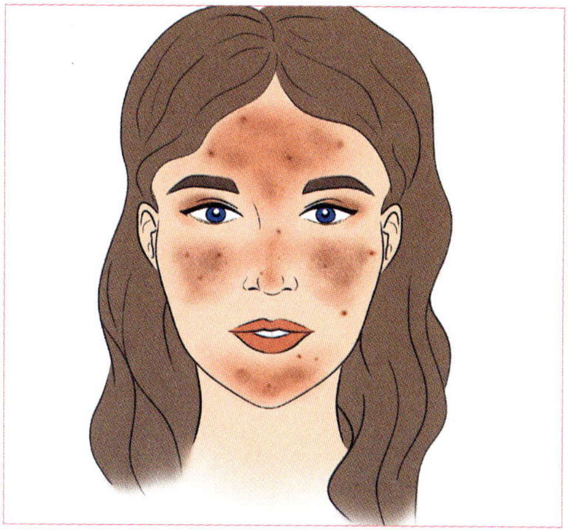

Rosazea, Stadium 3: Die Rötung der Haut mit Pickeln und Knötchen breitet sich noch stärker im Gesicht aus.

»Fluch der Kelten«

Manchmal wird Rosazea auch »Fluch der Kelten« genannt, weil sie vor allem bei Nordeuropäern besonders häufig vorkommt. Ihre helle Haut besitzt wenig Melanin, die Substanz in der Haut, die uns bekanntermaßen vor schädlichen UV-Strahlen schützt. Die geringe Menge an Melanin in der Haut macht sie deutlich anfälliger für die Sonne und somit auch für Rosazea.

Die genauen Ursachen der Rosazea sind leider noch nicht vollständig geklärt. Da die Erkrankung in betroffenen Familien besonders häufig auftritt, vermutet man eine zumindest teilweise genetische Veranlagung. Vermutlich sind fehlerhafte Immunreaktionen der Grund, warum Betroffene besonders stark auf die entsprechenden Trigger-Faktoren reagieren. Auch manche Tumormedikamente können eine Rosazea hervorrufen oder begünstigen. Da Rosazea eine chronische Erkrankung ist, die mit den richtigen Medikamenten sehr gut behandelt werden kann, sollte man sich als Betroffener regelmäßig beim Hautarzt vorstellen.

Die Haut bei Rosazea ist besonders sensibel und reagiert stark auf äußere Reize sowie auf eine schlechte Ernährung. Um Schübe der Rosazea zu vermeiden, sollte man die entsprechenden Trigger-Faktoren meiden: Stress, heiße Getränke, scharfes Essen oder Gewürze, Alkohol, Nikotin, Koffein, fettige Kosmetika, UV-Strahlung (also möglichst häufig Sonnenschutz nutzen).

Es gibt außerdem spezielle Kosmetika und Hautpflegeprodukte für eine Haut mit Rosazea, die dazu beitragen können, Rötungen und Schübe zu verhindern.

Für eine Therapie von außen ist die Anwendung von Pflegeprodukten sinnvoll, deren Inhaltsstoffe entzündungshemmend wirken. Richtig abgestimmt können sie zusammen mit einer abgestimmten, antibakteriellen Ernährung Pickel und Knötchen bekämpfen. Aber auch die Rötungen können durch bestimmte Wirkstoffe gelindert werden, indem sie erweiterte Gefäße wieder verengen, also eine sogenannte *Vasokonstriktion* herbeiführen.

Wenn die äußere Therapie nicht ausreicht, kann man Rosazea von innen behandeln. Hier nutzt man zunächst stärkere Antibiotika als Tabletten. Reichen Antibiotika bei schweren Formen nicht aus, können auch Medikamente wie Isotretionin verwendet werden. Isotretionin wird auch zur Behandlung von schwerer Akne genutzt (wir haben es kurz bei *Akne fulminans* in Kapitel 2, Seite 50, besprochen). Es hemmt die Horn- und Talgzellproduktion und schwächt Entzündungen ab. Vor allem im schwersten Stadium 3 der Rosazea wird es außerhalb der Zulassung verwendet (das heißt, das Mittel ist zwar speziell für Akne zugelassen, darf aber auch bei Rosazea angewendet werden), um die extreme Vergrößerung der Talgdrüsen zu verhindern und so die bekannte »Knollnase« zu behandeln.

> Bei Rosazea sollte man möglichst auf eine Therapie mit Kortison verzichten. Es mindert die Symptome nur kurzzeitig und führt im Anschluss meist zu einer deutlichen Verschlechterung.

Besonders das Stadium 2 der Rosazea kann leicht mit einer Akne verwechselt werden. Die Rosazea unterscheidet sich jedoch vor allem durch folgende Punkte von einer Akne:

- Schubweises Auftreten,
- Rötungen ohne andere Hautunreinheiten,
- Fehlen von Mitessern.

Verwechslungsgefahr mit Mundrose

Die *Periorale Dermatitis*, bekannter unter dem Namen Mundrose, ist der Akne auf den ersten Blick sehr ähnlich. Ihre Hauptsymptome sind entzündliche Pickel und Pusteln rund um den Mund (im Lateinischen bedeutet *peri* »um etwas herum« und *oral* »Mund«) (Abbildung unten). Doch auch die Periorale Dermatitis unterscheidet sich in einigen Punkten von der Akne und tritt oft in Zusammenhang mit Rosazea auf.

Im Gegensatz zur Akne betrifft sie hauptsächlich Frauen im Alter von 20 bis 45 Jahren. Und das ist kein Zufall: Als Hauptursache der Perioralen Dermatitis wird eine »Überpflegung« der Haut vermutet und das ist vor allem bei jüngeren Frauen häufig der Fall. Durch eine übermäßige Verwendung von Hautpflegeprodukten, Kosmetika und Make-up kann die natürliche Hautbarriere geschädigt werden. Dadurch ist die Haut nicht mehr ausreichend gegen Eindringlinge geschützt. Krankheitserreger können leichter in die Haut eindringen und Ausschläge mit entzündeten Pickeln und Knötchen verursachen.

Aber auch andere Faktoren können die Entstehung der Krankheit begünstigen oder eine bestehende Erkrankung verstärken; dazu gehören vor allem:

- Übermäßige UV-Strahlung: Zu viel Sonne kann die Hautbarriere schädigen.
- Einnahme von hormonellen Verhütungsmitteln: Je nach Wirkstoff ist die Haut empfindlicher und reagiert schneller auf äußere Reize.
- Pilze oder bakterielle Infektionen können auf der geschwächten Haut schneller Ausschläge und Unreinheiten verursachen. Deshalb ist bei Verdacht auf eine Periorale Dermatitis eine gute Handhygiene sehr wichtig.
- Stress und psychische Belastungen können auch diese Erkrankung begünstigen und eine unreine Haut hervorrufen.

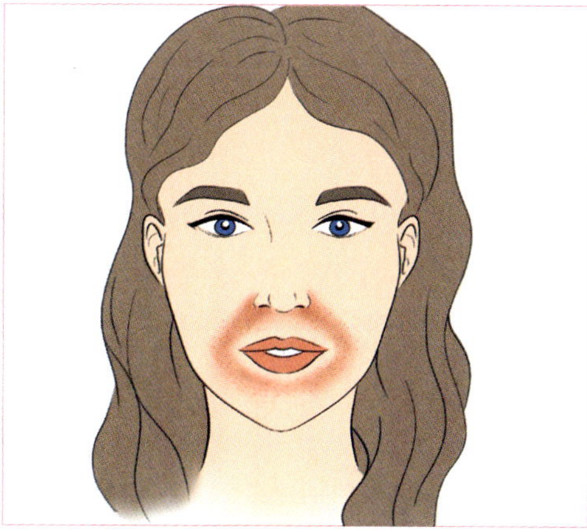

Bei der Perioralen Dermatitis treten die Hautveränderungen rund um den Mund herum auf.

Je nach Schwere des Verlaufs können neben den entzündeten Knötchen und Pickeln auch weitere Beschwerden auftreten. Da die Hautbarriere geschädigt ist, kann die Haut vermutlich Wasser nicht ausreichend zurückhalten und es kann stellenweise zu einem Wasserverlust kommen. Eine schuppige Haut oder Juckreiz an den betroffenen Stellen sind meist die Folge. Oft besteht auf der gesamten Entzündungsfläche ein sehr unangenehmes Spannungsgefühl der Haut.

Für die Periorale Dermatitis ist es üblich, dass ein kleiner Bereich direkt an den Lippen frei vom Ausschlag ist (Abbildung Seite 81).

Sie kann sich auch über Kinn, Stirn, Hals und Augenlider ausbreiten. Vor allem an den Stellen mit dünner Haut ist dies oft sehr unangenehm.

Der beste Weg, die Erkrankung zu behandeln, ist die sogenannte Nulltherapie. Das heißt, man sollte mindestens zwölf Wochen auf alle Pflege- und Kosmetikprodukte verzichten. Besonders das Gesicht sollte möglichst komplett ohne Chemikalien gereinigt werden. Das Gesicht sollte man in der Zeit also lediglich mit lauwarmem Wasser waschen und immer mit einem sauberen, weichen Handtuch abtupfen, ohne zu reiben.

Vor allem kortisonhaltige Cremes sollten möglichst gar nicht verwendet werden. Manche Betroffene verwenden sie gerne gegen das unangenehme Spannungsgefühl oder den Juckreiz in betroffenen Bereichen. Kortison schädigt die Hautbarriere hier jedoch noch weiter, was bei vielen Patienten zu einem Teufelskreis führen kann: Der Juckreiz und das Spannungsgefühl werden immer stärker und die Patienten nutzen noch mehr Kortisoncreme, was die Krankheit nochmals weiter verstärkt.

Auch wenn sich die Symptome durch die Nulltherapie schnell bessern können, sollte man die Behandlung nicht vorschnell abbrechen. Wenn die Haut sich nicht ausreichend erholen konnte, kann es sonst schnell zu einem noch stärkeren Ausbruch der Mundrose kommen.

Sollte die Nulltherapie nicht ausreichen, kann der Hautarzt verschiedene Medikamente verschreiben, um die Periorale Dermatitis zu lindern. Dazu zählen verschiedene Antibiotika und auch entzündungshemmende Wirkstoffe. Natürlich sind auch hier die richtige Pflege und eine hautfreundliche Ernährung essenziell.

Die Periorale Dermatitis ähnelt durch die entzündlichen Pickel und Pusteln zwar der Akne, die Erkrankungen unterscheiden sich aber durch folgende Punkte:

- Die Mundrose betrifft im Gegensatz zur Akne hauptsächlich Frauen im Alter von 20 bis 45 Jahren.
- Periorale Dermatitis betrifft hauptsächlich den Mund, die Akne führt im ganzen Gesicht zu Unreinheiten.
- Auch hier fehlen Mitesser.

Checkliste: Akne - Rosazea - Periorale Dermatitis

	Akne	Rosazea	Periorale Dermatitis
Alter bei Auftreten der Krankheit	Pubertät bis etwa 25. Lebensjahr	Meist ab dem 30. Lebensjahr	Frauen im Alter von 20–45 Jahren
Komedonen	Ja	Nein	Nein
Rötung	Bei Entzündung	Bei jeder Reizung	Um den Mund
Hauptsymptome	Komedonen, Knötchen, Pickel	Rötungen	Rötungen und Pickel um den Mund herum
Triggerfaktoren	Hormonschwankungen, Stress, fettige Hautpflege	UV-Strahlung, Nikotin, Koffein, Wärme	Überpflegung, Stress, Infektionen

Verwechslungsgefahr mit Sykose

Auch als Haarfollikelentzündung oder *Sykose* bezeichnet, ähnelt die *Follikulitis* der Akne in einigen Punkten und kann deshalb auch mit ihr verwechselt werden. Wie der Name schon sagt, handelt es sich bei der Follikulitis um eine Entzündung des Haarfollikels. Dementsprechend betrifft sie auch nur behaarte Körperregionen, wie die Kopfhaut und vor allem bei Männern die Brust- und Bartregion.

Von einer Follikulitis sind aufgrund der vermehrten Haare hauptsächlich Männer betroffen. Die häufigste Form ist dementsprechend eine Entzündung der Haarfollikel im Bartbereich. Die Erkrankung kann viele verschiedene Ursachen haben: Die häufigste ist der Befall des Haarfollikels mit einem Erreger. Das können sowohl Bakterien als auch Milben, Pilze und Viren sein. Der Körper reagiert auf den Erreger mit einer Entzündung des Haarfollikels und die Erkrankung beginnt. Wenn die Ursache der Befall mit einem Erreger ist, entsteht fast immer eine eitrige Entzündung.

Es gibt aber auch nichteitrige Formen der Follikulitis: Diese können durch Reaktionen auf Medikamente, Vitaminmangel oder auch Störungen des Haarwachstums oder der Verhornung entstehen.

Manche Risikofaktoren können das Wachstum von Bakterien und somit eine Follikulitis begünstigen. Feuchtwarme Klimazonen und dadurch häufiges Schwitzen führen dazu, dass Bakterien gut auf der Haut wachsen können. Wenn dazu noch eine schlechte Hygiene vorhanden ist, steigt das Risiko für eine Follikulitis deutlich. Kleine Verletzungen der Haut, die beispielsweise beim Rasieren oder Epilieren entstehen, können für Bakterien und andere Erreger eine Eintrittspforte in den Haarfollikel darstellen. Beim Rasieren können außerdem bereits bestehende Infektionen mit Bakterien an andere Haarfollikel weitergegeben werden. Auch *Diabetes mellitus* (Zuckerkrankheit) steigert das Risiko für eine Entzündung des Haarfollikels.

Je nach Schweregrad und Tiefe der Entzündung unterscheidet man verschiedene Typen der Follikulitis:

- Eine oberflächliche Follikulitis betrifft nur einen Haarfollikel. Meistens bildet sich ein geröteter, eitriger Pickel, der nach kurzer Zeit abheilt.

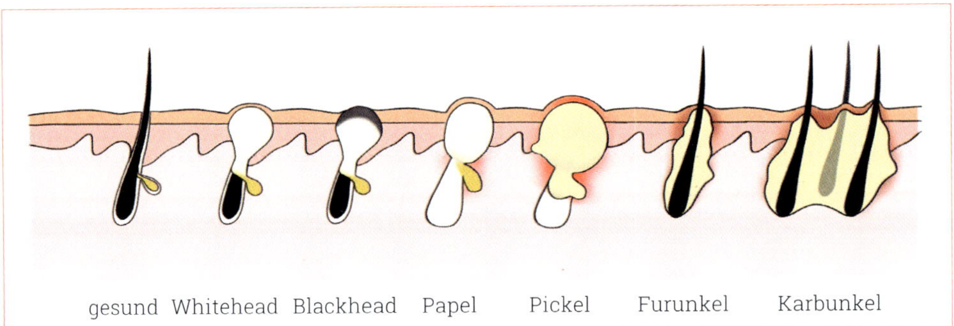

Ein Haarbalg mit Haar in der Haut. Gezeigt sind verschiedene Veränderungen bis hin zur schwersten Folge einer Follikulitis, dem Karbunkel.

- Im Gegensatz dazu betrifft eine tiefe Follikulitis nicht nur den ganzen Haarfollikel, sondern kann auch zu einer Entzündung des Gewebes um den betroffenen Follikel führen. Es kann sich ein sogenannter *Furunkel* bilden.

Furunkel sind eitrige Entzündungen des Haarfollikels, die auch auf das umgebene Gewebe übergehen. Meistens betreffen sie auch tiefe Hautschichten, wie die Lederhaut, oder sogar das Unterhaut-Fettgewebe. Furunkel heilen meistens nur mit Narbenbildung ab, da die tiefe Entzündung auch Lederhaut und Unterhaut beschädigt (Kapitel 2, Abschnitt »Aknenarben«, Seite 57).

Fließen mehrere nebeneinanderliegende Furunkel zusammen, entsteht ein *Karbunkel* (Abbildung Seite 84). Dabei verschmelzen die einzelnen Kammern gewissermaßen zu einer großen Eiterbeule, die sehr schmerzhaft sein kann.

Schwere Formen der Follikulitis, wie auch Furunkel und Karbunkel, sollten immer von einem Arzt behandelt werden. Auf keinen Fall sollte man versuchen, Furunkel oder Karbunkel selbst auszudrücken. Die tiefe eitrige Entzündung könnte sich sonst noch weiter ausbreiten und vor allem im Gesichtsbereich möglicherweise sogar zu einer Hirnhautentzündung führen.

Ein *Karbunkel* ist die schwerste Folge einer Follikulitis. Mehrere Furunkel fließen unter der Haut zu einem großen eitrigen Abszess zusammen. Durch die großflächige Entzündung geht der schmerzhafte Karbunkel häufig auch mit Fieber einher.

Sowohl Furunkel als auch Karbunkel sollten vor allem im Gesicht in jedem Fall von einem Arzt behandelt werden, da die Entzündung im schlimmsten Fall bis in die Blutbahn oder zu den Hirnhäuten gelangen kann.

Eine einfache Follikulitis heilt normalerweise von selbst ab, wenn die betroffene Stelle möglichst geschont wird. Deshalb sollten Risikofaktoren wie eine Rasur, Epilation oder auch Kratzen und Drücken am entzündeten Haarfollikel möglichst vermieden werden. Kühlen der Stelle kann die Entzündung verbessern und den Schmerz verringern. Allgemein können gute Hygienemaßnahmen das Risiko für eine Follikelentzündung deutlich senken. Auch eine gute Hautpflege nach der Rasur schützt.

Erinnerst du dich noch an die schwere Form der Akne, die Akne conglobata?

Auch bei der *Akne conglobata* entstehen eitrige Entzündungen, die bis in die Lederhaut oder in manchen Fällen sogar in die Unterhaut vordringen können. Sie zeigen sich meistens als entzündliche Papeln und Pickel, die oft über das gesamte Gesicht verteilt sind. Auch hier kann die Entzündung in das umgebene Gewebe übergehen und es entstehen immer größere Eiterblasen unterhalb der Haut, die sogar zu Abszessen zusammenfließen können.

Sicher ist dir aufgefallen: Genau das Gleiche passiert bei einer schweren Follikulitis. Auch eine Akne kann also in schweren Fällen Furunkeln und sogar Karbunkel bilden. Der einzige Unterschied ist, dass diese schweren Eiterpickel bei einer Follikulitis ausschließlich von den Haarfollikeln ausgehen und sich nur zwischen diesen ausbreiten können. Im Gegensatz dazu kann die Akne praktisch überall entstehen.

Meistens werden solche schweren Entzündungen zuerst mit Antibiotika behandelt. Karbunkel können auch chirurgisch eröffnet und der eitrige Inhalt kann so entfernt werden. Hier passt auch ein altes chirurgisches Sprichwort sehr gut: *Ubi pus, ibi evacua*, was übersetzt so viel heißt, wie: »Wo Eiter ist, entferne ihn!« Denn im Eiter befinden sich viele Bakterien und entzündliche Stoffe. Je mehr man davon entfernt, desto besser verheilt die infizierte Stelle.

Auch die Follikulitis kann leicht mit einer Akne verwechselt werden, sie unterscheidet sich aber durch den folgenden Punkt von einer Akne: Entzündungen und Pickel treten im Gegensatz zur Akne hier ausschließlich an Haarfollikeln auf.

Eitrige Pickel, die nur an den Haaren zu finden sind, sprechen fast immer für eine Follikulitis. Aber auch eine seltene Akneform kann der Auslöser sein, vielleicht hast du bereits von ihr gehört: die Fungal-Akne.

Die Fungal-Akne

Die Ursache hierfür ist der sogenannte *Malassezia*-Hefepilz. Dieser spezielle Hefepilz (lateinisch *fungus* für »Pilz«) kann die Haarfollikel befallen und sich von dem Talg ernähren, der in den Talgdrüsen produziert wird. Dadurch entsteht ähnlich wie bei der Akne eine Entzündung, die sich meist durch kleine eitrige Pickel zeigt.

Interessanterweise ist der Malassezia-Hefepilz ein Bestandteil der natürlichen Hautflora. Wie wir schon in Kapitel 1 (Seite 9) besprochen haben, stehen die verschiedenen Mikroorganismen auf unserer Haut in einem bestimmten Gleichgewicht. Eine lange Einnahme von Antibiotika, zum Beispiel bei einer schweren Akne oder anderen Erkrankungen, kann dieses Gleichgewicht erheblich stören. Die Antibiotika sorgen dafür, dass einige Bakterien der Hautflora absterben und andere Mikroorganismen, beispielsweise der Malassezia-Hefepilz, sich deutlich besser ausbreiten können.

So kann eine übermäßige Behandlung einer normalen Akne auch zu einer Fungal-Akne führen. Deshalb sollten Antibiotika immer nur so lange wie nötig und genauso wie vom Arzt verschrieben verwendet werden.

Verwechslungsgefahr mit entzündeten Haarfollikeln

Die *Akne inversa (Hidradenitis suppurativa)* ist eine chronisch entzündliche Erkrankung, die durch eine Entzündung der Haarfollikel hervorgerufen wird und zu Knoten, Abszessen und Fisteln führen kann. Sie betrifft vor allem den Achsel-, Brust-, Leisten- und Genitalbereich; dazu aber gleich mehr. Man vermutet, dass die Häufigkeit der *Akne inversa* bei circa einem Prozent liegt.[1] Auch wenn man es durch den Namen der Krankheit vermuten könnte: Die *Akne inversa* ist eigentlich gar keine Akne und hat auch einen komplett anderen Verlauf der Erkrankung.

Ausgangspunkt für die Erkrankung ist wieder einmal der Haarfollikel. Eine Verhornungsstörung der Haarwurzel führt bei *Akne inversa* dazu, dass der Ausführungsgang der zum Haar gehörenden Talgdrüse verschlossen wird. Dadurch entstehen zwei Probleme: Erstens wird das jeweilige Haar eingeschlossen und kann nicht mehr an die Hautoberfläche gelangen. Das Haar hört nun leider nicht einfach auf zu wachsen, sondern wächst unterhalb der Haut immer weiter. Dieses eingewachsene Haar ist nicht nur unangenehm, sondern fördert auch die Entstehung von Entzündungen innerhalb der Haut.

Das zweite Problem ist, dass die Hornzellen am Grund des Haarfollikels von Bakterien besiedelt werden. Dadurch bildet sich eine Entzündung, die tiefer ins Gewebe wandern kann, weil die Talgdrüse nach oben hin verschlossen ist. Zuerst bilden sich kleine tastbare Knötchen, die immer größer werden und einen entzündlichen Hohlraum unterhalb der Haut schaffen. Es bildet sich schnell Eiter und die Entzündung kann sich in umliegendes Gewebe ausbreiten. Schmerzhafte Abszesse bilden sich, die sogar mit der Zeit zu Fisteln werden können.

Wie wir bereits gelernt haben, heilen tiefe und vor allem eitrige Entzündungen leider schwer ohne Narbenbildung ab. So ist es auch bei der *Akne inversa:* Die eitrigen, ent-

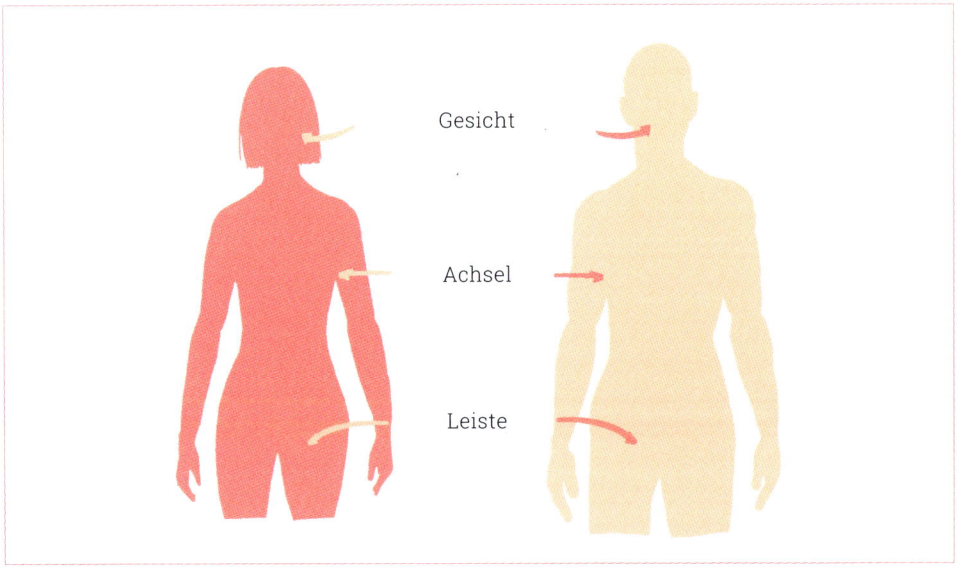

Bei einer *Akne inversa* sind neben dem Gesicht vor allem Achseln und Leisten betroffen.

zündeten Knötchen können aufplatzen, wenn die Haut der Spannung nicht mehr standhalten kann, und es entstehen tiefe Narben, die für diese Erkrankung typisch sind.

Auch die betroffenen Körperstellen sind für die *Akne inversa* charakteristisch: Sie bildet sich hauptsächlich an feuchten Körperstellen, bei denen die Haut an zwei Stellen eng aneinander liegt (sogenannte intertriginöse Areale). Die typischen Stellen sind die Achseln, der Bereich unterhalb der weiblichen Brust, die Bauchfalte und der Intimbereich inklusive der Leisten (Abbildung Seite 88).

Diese Körperbereiche sind hauptsächlich betroffen, weil die feuchte und warme Umgebung einen idealen Nährboden für Bakterien bildet. Dementsprechend wichtig ist eine gute Hygiene. Sonst können sich bereits bestehende Bakterien ungestört vermehren, was die Krankheit begünstigt oder eine bestehende Erkrankung noch verstärken kann.

Darüber hinaus gibt es noch weitere Faktoren, die das Risiko für eine *Akne inversa* steigern: Rauchen ist neben starkem Übergewicht vermutlich einer der Hauptfaktoren. Auch psychische Belastung und Stress, zu enge Kleidung, die an der Haut reibt, und starkes Schwitzen können die Krankheit verschlimmern.

Je nach Schwere der Symptome kann die *Akne inversa* in drei sogenannte Hurley-Stadien eingeteilt werden:

- Stadium 1: In Stadium 1 treten gut tastbare Knoten und Knötchen auf, die bereits eitrig und rötlich entzündet sein können. Es können auch bereits einzelne Abszesse auftreten, die aber meistens noch ohne Narben verheilen. Das Stadium 1 ähnelt einer Akne conglobata.
- Stadium 2: Immer wiederkehrende und eitergefüllte Abszesse bilden sich, die sehr schmerzhaft sind und sogar die Bewegungsfreiheit einschränken können. Die verstärkt entzündeten Abszesse können bereits erste Narben bilden.
- Stadium 3: Es treten nun flächige, große und sogar zusammenfließende Abszesse auf, die großflächige und tiefe Narben verursachen können.

Die *Akne inversa* entwickelt sich meist zwischen dem 20. und 30. Lebensjahr. Frauen sind zwar vermutlich etwa dreimal so häufig betroffen wie Männer, jedoch ist diese Form der Akne bei Männern meist stärker ausgeprägt.

Zur Verbreitung der Erkrankung gibt es verschiedene Daten: Je nach Untersuchung sind etwa ein Prozent der Bevölkerung betroffen. Vermutlich liegt die Dunkelziffer jedoch deutlich höher, weil die *Akne inversa* oft viel zu spät oder sogar gar nicht richtig erkannt wird. Betroffene wenden sich nicht selten über Monate oder sogar Jahre an verschiedene Ärzte, die oft eine falsche Diagnose stellen und damit auch die falsche Behandlung verschreiben. Häufig wird die *Akne inversa* mit einer schweren *Akne conglobata* verwechselt, weil bei dieser auch eitrige Knötchen und Abszesse entstehen können. Ohne richtige Diagnose und die entsprechende Behandlung kann sich die Erkrankung ungestört ausbreiten und den Betroffenen noch mehr Schmerzen und Narben bereiten. Diese Ungewissheit und Hilflosigkeit stellen für die Erkrankten natürlich auch eine enorme psychische Belastung dar.

Ist dann die richtige Diagnose gestellt worden, richtet sich die Therapie nach den Symptomen und dem Schweregrad der Erkrankung. Erste Maßnahmen sind meist desinfizierende und reinigende Hygienemaßnahmen im betroffenen Bereich. Außerdem können antibiotische und antientzündliche Cremes angewendet werden, um die Symptome zu mildern. Neuerdings gibt es auch sehr gezielt wirkende neue Medikamente, sogenannte Biologika, welche die Entzündungsreaktionen besser hemmen.

Wie neueste wissenschaftliche Veröffentlichungen zeigen, führt bei dieser Erkrankung eine besondere Therapie, bei der Licht und Radiofrequenzen kombiniert werden, als ambulante Behandlungsmethode ohne Medikamente und Operation zu guten Ergebnissen im Stadium 1. Auch in fortgeschrittenen Stadien zeigt diese spezielle Therapiemaßnahme positive Ergebnisse.[2] Die Behandlungen können ambulant beim niedergelassenen Hautarzt in regelmäßigen Abständen erfolgen.

In sehr schlimmen und stark ausgeprägten Fällen, wenn keine medikamentöse Therapie mehr greift, muss ein chirurgischer Eingriff in Betracht gezogen werden. Eine solche Operation wird häufig in fortgeschrittenen Stadien (insbesondere Stadium 3) angewendet: Hierbei wird das betroffene Hautgebiet mit allen Entzündungsarealen chirurgisch entfernt. Auch hier gilt: *Ubi pus, ibi evacua*, also: »Wo Eiter ist, entferne ihn«.

Betroffene sollten in jedem Fall auch, falls nötig, versuchen ihr Übergewicht zu reduzieren, sich möglichst gesund zu ernähren und mit dem Rauchen aufzuhören. Die Studienlage zeigt hier einen deutlich positiven Effekt.

Obwohl die *Akne inversa* auch »Akne« heißt, handelt es sich um eine eigenständige Erkrankung, die nicht mit einer normalen Akne verwechselt werden sollte. Sie wird dennoch Akne genannt, weil auch hier immer wieder kleine Komedonen auftreten können, sie sind das klassische Zeichen einer Akne. Dennoch gibt es deutliche Unterschiede:

- Der Verlauf der *Akne inversa* unterscheidet sich deutlich vom Verlauf der normalen Akne. Die immer wiederkehrenden starken Abszesse mit deutlicher Narbenbildung sind eines der Merkmale.
- Die Ursache liegt in einer Verhornungsstörung, die normale Akne entsteht meist durch eine Überaktivität der Talgdrüsen.
- *Akne inversa* tritt selten im Gesicht oder den anderen typischen Akne-Stellen (Brust, Hals und Rücken) auf.

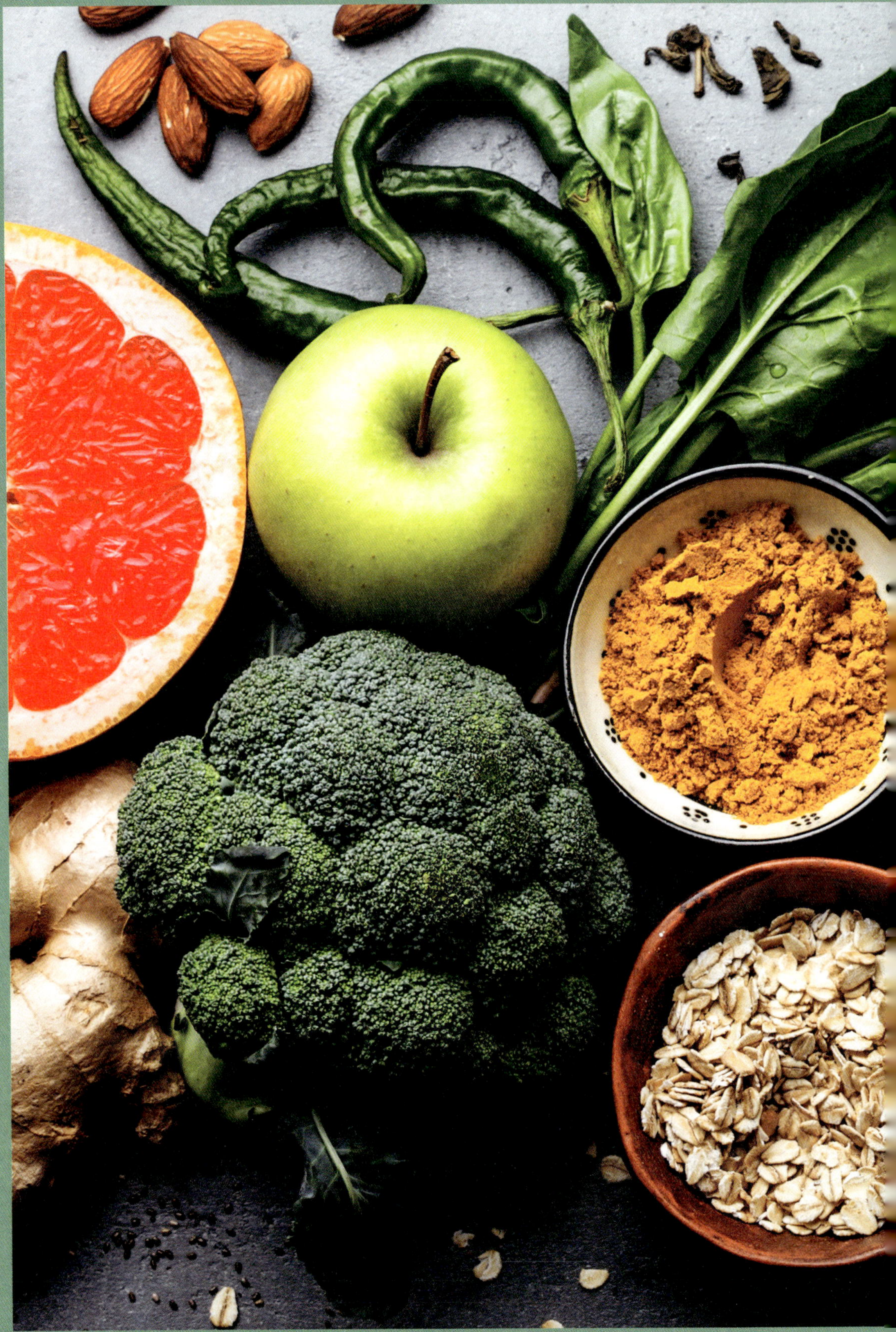

4

Gesunde Ernährung für eine gesunde Haut

Die Ernährung beeinflusst den gesamten Körper und ist Dreh- und Angelpunkt unseres Alltags; denn ohne ausreichend Energie macht nicht nur der Körper, sondern auch der Kopf schnell schlapp. Und auch die Haut spiegelt meist wider, wie ausgewogen und vielseitig man sich ernährt. Doch stetig neue Ernährungstrends können verwirrend sein, und nicht immer bedeutet »gesund« auch das Beste für die Haut. Um Akne entgegenwirken zu können, muss man ihr die Stoffe nehmen, die sie nähren, und dem Körper Stoffe zuführen, die Entzündungen hemmen.

Die inneren Werte zählen

Doch beim Essen geht es nicht nur um den Energiegehalt der Nahrung. Viel wichtiger ist oft, was wirklich in den Lebensmitteln steckt. Sicher hast du schon häufig gehört, dass Fette und Zucker schlecht für den Körper seien, aber das stimmt nur bedingt.

Denn Fett ist nicht gleich Fett und es gibt auch nicht nur eine Art von Zucker. Jeder weiß zum Beispiel, dass fettige Fertigpizza oder Übermengen von Süßigkeiten ungesund sind. Aber auch Fisch, Nüsse und manche Gemüsesorten enthalten Fett. Hierbei handelt es sich aber um sogenannte »gute« Fette, welche der Körper für viele Prozesse dringend benötigt. Diese Unterscheidungen gibt es nicht nur bei Fetten, sondern auch bei Kohlenhydraten (Zuckern) und Proteinen. Natürlich gehen wir im Verlauf des Kapitels genauer auf die Unterscheidungen bei den einzelnen Nahrungsbestandteilen ein und erklären, wieviel der Körper wirklich davon etwas braucht.

Selbstverständlich beeinflusst die Ernährung auch die Haut und hat Auswirkungen auf diverse Hautkrankheiten wie Akne. Eine ungesunde Ernährung allein löst in der Regel aber keine Akne aus. In Kombination mit anderen Faktoren, wie beispielsweise empfindlicher Haut oder Hormonschwankungen, kann es bei schlechter Ernährung jedoch deutlich schneller zu Hautunreinheiten kommen oder eine bestehende Akne kann sich weiter verschlechtern. Im Gegensatz dazu kann eine gesunde, ausgewogene und gut abgestimmte Ernährung das Hautbild bei Akne merklich verbessern. Wie das genau funktioniert, besprechen wir später.

Muss man sich denn bei Akne jetzt vollkommen gesund ernähren und darf plötzlich gar nichts mehr? Keine Lieblingssnacks oder Süßigkeiten? So viel schon einmal vorab: Nein, für eine schöne und gesunde Haut musst du zum Glück nicht ganz auf deine liebsten Süßigkeiten verzichten. Zwar sollte man Zucker und ungesunde Fette deutlich reduzieren, aber natürlich darfst du neben dem gesunden Essen auch bei Akne ab und zu noch ein wenig naschen. Denn bekanntlich macht die Dosis das Gift.

Es gibt aber auch leckere und gesunde Alternativen zu den normalen, eher ungesunden Snacks. Am Ende des Kapitels haben wir dir ein paar einfache Beispiele zusammengefasst, die schnell gemacht sind und wirklich lecker schmecken.

Eine gesunde Ernährung beginnt schon vor dem Essen, und zwar im Supermarkt. Hier steht man dann schnell vor vielen offenen Fragen. Welches Obst ist gut für die Haut, was für ein Brot sollte ich essen und was darf überhaupt auf das Brot? Welches Fleisch darf ich wie oft essen und welche Getränke sollte ich lieber vermeiden? Oder allgemeiner gesagt: Was sollte man eigentlich einkaufen, um sich ausgewogen zu ernähren?

Damit du bei diesen wichtigen Fragen nicht auf dich allein gestellt bist, haben wir einige wichtige Punkte zusammengestellt, auf die du bei deinem nächsten Einkauf achten kannst.

Ist der Einkauf dann endlich erledigt, geht es an den besten Teil: das Essen! Das Schöne an gesundem Essen ist, dass es wirklich nicht schwer zu kochen ist, lange satt hält und noch dazu wirklich lecker schmeckt. Zum Einstieg haben wir einige Rezepte für den ganzen Tag zusammengestellt. Die Gerichte schmecken nicht nur gut, sondern haben auch einige Inhaltsstoffe, die besonders gut bei Akne helfen können.

Wenn es um Akne geht, rücken zwei Arten von Inhaltsstoffen besonders in den Fokus: Vitamine und Mineralstoffe. Denn sowohl einige Vitamine, wie Vitamin A, als auch Mineralstoffe wie Zink helfen bei Akne. Vitamin-A-haltige Nahrungsergänzungsmittel *(Retinoide)* sind beispielsweise die Mittel der Wahl bei schwerer Akne. Aber auch Zinkpräparate werden immer beliebter in der Aknetherapie, weil sie im Vergleich zu anderen Medikamenten kaum Nebenwirkungen haben. Aber wie genau können sie bei Akne helfen?

Wichtige Nährstoffe für die Haut

Damit der Stoffwechsel in Balance ist und der Körper richtig arbeiten kann, ist ein ausgewogener Haushalt an Nährstoffen wie Vitaminen, Mineralstoffen, Kohlenhydraten, Fetten und Eiweißen enorm wichtig. Nur so funktioniert der Organismus und kann den Körper und die Haut heilen – von innen und von außen.

Vitamine für starke Haut

Man hört es immer wieder: Vitaminreiche Lebensmittel gelten als Inbegriff gesunder Ernährung. Tatsächlich ist ein Leben ohne Vitamine gar nicht erst möglich, denn der Körper braucht sie für ganz verschiedene Prozesse. Das sagt uns sogar schon der Name, wenn man ihn sich genau anschaut: *Vita* bedeutet im Lateinischen nämlich »Leben«. Auch für eine gesunde Haut sind Vitamine unverzichtbar und manche von ihnen können sogar als wirksame Mittel gegen Akne verwendet werden. Aber was genau sind Vitamine nun eigentlich?

Der Begriff Vitamine fasst eine ganze Reihe von chemisch teilweise sehr unterschiedlichen Molekülen zusammen, die allesamt für den Stoffwechsel benötigt werden. Im Gegensatz zu den meisten anderen Nahrungsbestandteilen sind sie keine Energieträger, sondern erfüllen lebenswichtige Funktionen innerhalb des Körpers. So schützen sie unsere Zellen beispielsweise als Antioxidantien vor schädlichen chemischen Stoffen oder stärken das Immunsystem im Kampf gegen verschiedene Erreger.

Der Körper kann Vitamine nicht selbst herstellen und muss sie deshalb aus der Nahrung aufnehmen. Deshalb nennt man sie auch essenzielle Nahrungsbestandteile. Die einzige Ausnahme bildet das Vitamin D, welches der Körper mithilfe der Sonne selbst produzieren kann.

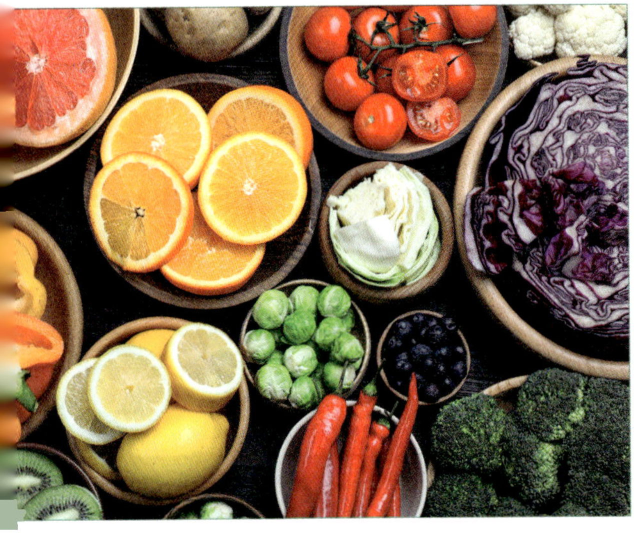

Vitamine sind auch für die Haut weitaus wichtiger, als man im ersten Moment denken könnte. Einige von ihnen stärken die natürliche Hautbarriere im Kampf gegen schädliche Bakterien oder können sogar entzündungshemmend wirken und so bei einer Akne helfen. Andere Vitamine, wie beispielsweise Vitamin A, sind stark im Kampf

Vitamin C wirkt Giftstoffen im Organismus entgegen, die auch der Haut schaden und Akne verursachen können.

gegen alternde Haut und werden oft Medikamenten gegen Hautunreinheiten beigefügt, um die Erneuerung frischer, gesunder Zellen zu unterstützen.

Wie du sicherlich schon merkst: Ohne Vitamine geht es nicht, auch nicht für die Haut. Werfen wir deshalb jetzt einen Blick auf die von ihnen, die unsere Haut am meisten beeinflussen.

Vitamin C

Vitamin C ist nicht nur lebensnotwendig, sondern auch eine wahre Schönheits- und Gesundheitsquelle für den Körper (Abbildung Seite 96). Das Vitamin stärkt nicht nur unser Immunsystem, sondern ist auch sehr wichtig für den Stoffwechsel und schützt in gewisser Weise sogar vor krebserregenden Stoffen. Aber auch für die Haut ist Vitamin C ein wahrer Segen, es kann eine Akne lindern und die Haut allgemein sogar straffer und elastischer machen.[1] Aber was genau ist dieses vielversprechende Vitamin eigentlich?

Vitamin C wird auch *Ascorbinsäure* (bedeutet auf Lateinisch so viel wie »eine Säure gegen Skorbut«) genannt. Der Name rührt daher, dass ein Mangel an Vitamin C die Hauptursache für die Seefahrerkrankheit Skorbut ist, die bis ins 18. Jahrhundert eine der häufigsten Todesursachen weltweit war.

Aber wieso ist dieses Vitamin C so wichtig für unseren Körper und auch unsere Haut? Für den Körper ist Vitamin C eines der wichtigen Antioxidantien. Antioxidative Stoffe haben die besondere Eigenschaft, sogenannte Radikale abfangen zu können. Radikale sind sehr reaktive chemische Verbindungen, die die Zellen der Haut und des ganzen Körpers nachhaltig schädigen können. Radikale fallen beim täglichen Zellstoffwechsel an und entstehen besonders häufig durch UV-Strahlung. Da UV-Strahlung in erster Linie die Haut trifft, ist diese meist als Erstes betroffen: Sie wird faltiger, sieht fahler aus und es können sich auch sogenannte Pigmentflecken bilden. Vitamin C ist also so etwas wie ein unermüdlicher Beschützer, der die Haut vor früher Alterung und Schäden durch Radikale schützt.

Auch bei Akne ist Vitamin C ein wahrer Retter: Es lindert kleine Mikroentzündungen der Haut, die bei einer Akne entstehen. Durch diese entzündungshemmende Wirkung verbessert sich das Hautbild merklich, denn die geschädigte Haut kann sich dank des Vitamin C sprichwörtlich beruhigen und erholen.

Aber das ist noch längst nicht alles, was Vitamin C für unseren Körper tut. Es wird für einen entscheidenden Schritt in der Produktion von körpereigenem Kollagen benötigt. Ein kurzer Rückblick zu Kapitel 1 (Seite 40): Kollagen ist ein wichtiger Bestandteil des Bindegewebes. In der Haut wird mithilfe von Kollagen ein Netz von Fasern gebildet, das die Haut auf Spannung hält und ihr Halt gibt. Ab dem 25. Lebensjahr nimmt der Kollagengehalt unserer Haut kontinuierlich ab, die Haut altert und wird mit der Zeit faltiger. Aber hier kommt wieder einmal der Beschützer Vitamin C ins Spiel. Ausreichend Vitamin C steigert nachweislich die Kollagensynthese und schützt die Haut auch hier vor einer verfrühten Alterung.[2]

Wegen dieser vielen wichtigen Eigenschaften wird Vitamin C oft als Nahrungsergänzungsmittel genutzt. Auch in speziellen Hautcremes findet Vitamin C Verwendung. Werden diese Cremes regelmäßig angewendet, kann die Kollagenproduktion der Haut verbessert werden und die Haut dadurch straffer, elastischer und jünger wirken. Aber Augen auf bei der Wahl der richtigen Pflege! Denn Vorsicht ist bei Cremes und Seren geboten, die Vitamin C in Konzentrationen von über fünf Prozent beinhalten.[3] Diese hohen Konzentrationen können die Hautbarriere schädigen und die Haut somit reizen.

Grundsätzlich reicht eine gesunde und abwechslungsreiche Ernährung auch ohne Nahrungsergänzungsmittel vollkommen aus, um den Bedarf an Vitamin C zu decken. Vor allem in frischem Obst und Gemüse finden sich viele Vitamine. Besonders reich an Vitamin C sind Zitrusfrüchte wie Orangen und Zitronen. Auch Spinat, Rosenkohl und Sauerkraut beinhalten viel Vitamin C.

Unser Körper braucht täglich etwa 100 Milligramm Vitamin C. Diese Menge ist mit ausreichend Obst und Gemüse schnell gedeckt: 100 Gramm Paprika enthalten etwa 100 Milligramm Vitamin C und decken somit schon den täglichen Bedarf ab. Auch 100 Gramm Orangen liefern schon fast 50 Milligramm an Vitamin C. Aber keine Sorge: Man kann eigentlich gar nicht zu viel Obst und Gemüse essen. Das überschüssige Vitamin C scheidet unser Körper einfach aus.

Vitamin D

Das Sonnenvitamin D ist etwas ganz Besonderes (Abbildung Seite 100). Im Gegensatz zu allen anderen Vitaminen kann es von unserem Körper mithilfe der Sonne selbst produziert werden. Auch Vitamin D erfüllt im Körper und auf der Haut lebenswichtige Aufgaben, denn es sorgt für gesunde Knochen und ein starkes Immunsystem. Besonders bei entzündlichen Hautkrankheiten wie der Akne kann Vitamin D nachweislich helfen. Es lindert störende Entzündungen und stärkt unsere Hautbarriere als Schutz vor schädlichen Erregern.[4, 5] Aber wie schafft es der Körper, mithilfe der Sonne dieses wichtige Vitamin selbst herzustellen?

Vitamin D beschreibt streng genommen eine ganze Klasse von fettlöslichen Stoffen. Die wichtigsten davon sind das Vitamin D_3, auch *Cholecalciferol* genannt, und das Calcitriol. Die Vorstufe von Vitamin D ist ein wichtiges Blutfett: das Cholesterin. In der Allgemeinheit genießt es keinen besonders guten Ruf, weil es in zu hohen Konzentrationen zu Schäden an den Blutgefäßen führen kann, aber für ausreichende Mengen an Vitamin D ist es unabdingbar.

Nachdem Cholesterin im Körper verschiedene Umwandlungen durchlaufen hat, wird es als Provitamin D_3 bezeichnet. Dieses Provitamin D_3 kann unser Körper nun mithilfe von UV-Strahlen der Sonne in Vitamin D_3, auch als Cholecalciferol bezeichnet, umwandeln. Das geschieht durch eine besondere chemische Reaktion, für die also buchstäblich die Kraft der Sonne benötigt wird. Daraufhin durchläuft Vitamin D_3 noch Leber und Niere, wo es in das fertige und aktive Calcitriol umgewandelt wird und nun seine volle Funktion ausführen kann (Abbildung rechts).

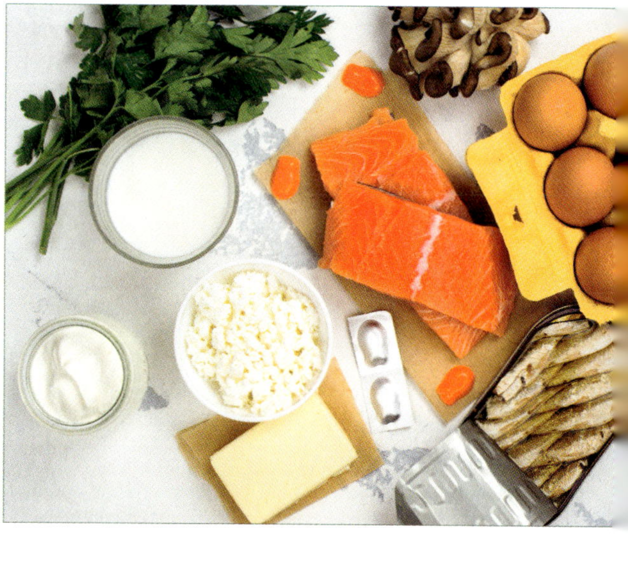

Fetter Fisch, Milch, Eier und Butter sind ideale Vitamin-D3-Lieferanten und sorgen somit für gesunde, entzündungsfreie Haut.

Vitamin D ist an verschiedenen wichtigen Prozessen in unserem Körper beteiligt. Am bekanntesten ist wohl, dass es entscheidend für einen gesunden Knochenaufbau ist. Besonders Kinder im Wachstum sollten also ausreichend Sonnenlicht bekommen, um gesunde Knochen bilden zu können.

Auch die Haut profitiert von vielen positiven Effekten, denn Vitamin D hilft auf ganz unterschiedlichen Wegen bei Akne und lindert schwere Symptome. Durch seine strukturelle Ähnlichkeit zu Steroidhormonen wie dem altbekannten männlichen Geschlechtshormon Testosteron kann es die körpereigenen Hormonspiegel regulieren. So wirkt es den Akne fördernden Effekten des Testosterons entgegen und sorgt für reine Haut.

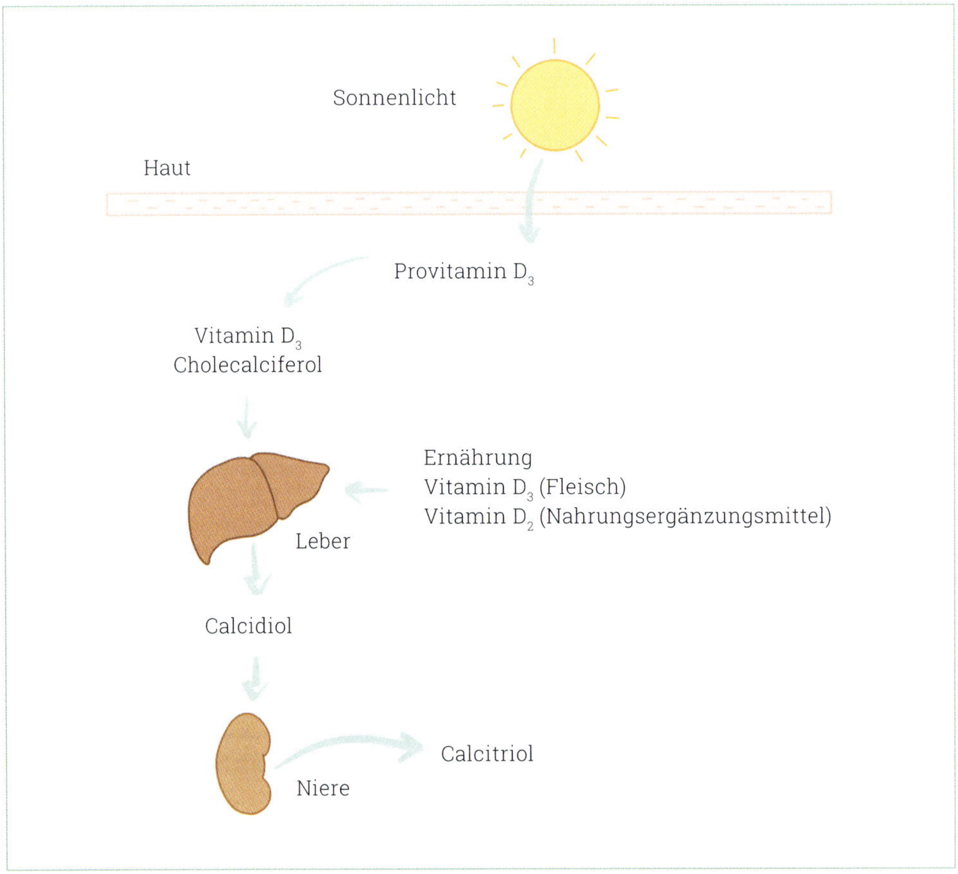

Mithilfe von Sonnenlicht wird in der Haut das Provitamin D produziert und anschließend in mehreren Schritten zu Calcitriol umgewandelt.

Das ist aber noch längst nicht alles: Vitamin D stärkt die natürliche Hautbarriere, sodass Bakterien es schwerer haben, in die Poren der Haut einzudringen und dort schwere Entzündungen auszulösen, die zu einer Akne führen könnten. Kommt es doch mal zu einer Entzündung, ist weiterhin Verlass auf Vitamin D. Denn ähnlich wie Vitamin C lindert es schwere Entzündungen und damit auch Akne. Sogar bei anderen entzündlichen Hauterkrankungen wie Neurodermitis und Schuppenflechte verspricht Vitamin D eine Linderung.

Der Körper stellt zwar im Sommer ausreichend Vitamin D her und speichert eine gewisse Menge davon, trotzdem sollte man Vitamin D auch mit der Nahrung aufnehmen. Besonders reich an Vitamin D ist vor allem Fisch. Aber auch Eier, manche Speisepilze und Milchprodukte dienen als geeignete Vitamin-D-Quellen.

Bei all den positiven Effekten von Vitamin D kann man eigentlich gar nicht genug davon bekommen. Aber Vorsicht: Auch wenn viel Sonnenlicht zur Produktion von viel Vitamin D führt, solltest du besonders im Sommer nie vergessen, deine Haut ausreichend vor der Sonne zu schützen. Denn ohne ausreichenden Sonnenschutz produziert der Körper zwar etwas mehr Vitamin D, aber das Risiko für schwere Hautverbrennungen und auch Hautkrebs steigt deutlich an. Schütze deine Haut bei starker Sonne immer ausreichend mit Sonnencreme.

Vitamin A

Wenn es um die Haut und Akne geht, sind Vitamin A und seine Unterformen die Stars unter den Vitaminen – und das nicht ohne guten Grund, denn bei fast jeder medikamentösen Behandlung von Akne kommen sie zum Einsatz. Aber auch im Alltag ist Vitamin A ein richtiges Wundermittel für unsere Haut, denn viele sehen es als den Anti-Aging-Wirkstoff überhaupt. Aber was steckt eigentlich dahinter und was genau ist Vitamin A?[6, 7, 8]

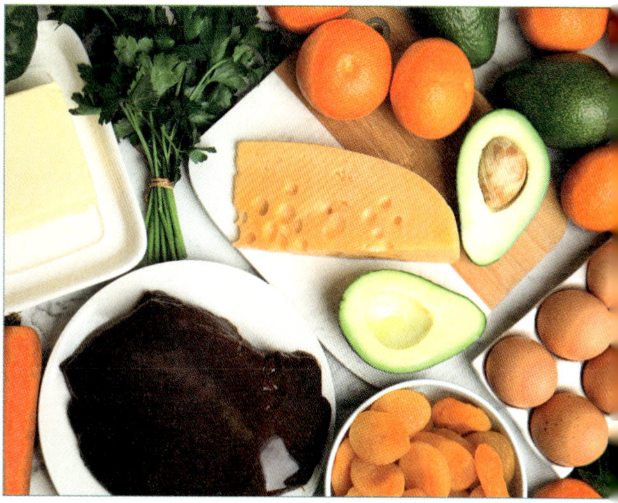

Lebensmittel, die besonders viel Vitamin A enthalten, verhindern, dass die Haut austrocknet und lässt sie somit schön straff aussehen.

Grundsätzlich gibt es nicht das eine Vitamin A. Als Vitamin A werden streng genommen mehrere chemisch sehr ähnliche Stoffe bezeichnet, die allesamt fettlöslich sind. Dazu gehören unter anderem Retinal, Retinol und Retinsäure – alles Begriffe, die man häufig im Rahmen einer Akne-Behandlung hört. In der Medizin werden diese Stoffe auch als Retinoide bezeichnet.

Die reinste und am besten untersuchte Form der Retinoide ist die Retinsäure. Sie fördert nachweislich die Synthese von Kollagen, was die Haut straffer und jünger erscheinen lässt. Außerdem erhöht sie die Möglichkeit der Haut, Wasser zu binden, wodurch sie noch praller und gesünder wirkt. Aber leider hat die Retinsäure auch einige Nachteile, sonst würden wir sie wahrscheinlich alle täglich verwenden. Cremes und Salben mit reiner Retinsäure können die Haut nämlich nachweislich reizen und Hautirritationen hervorrufen. Dazu zählen Rötungen, Brennen und Trockenheit, weswegen Retinsäure-haltige Cremes auch verschreibungspflichtig sind.

Glücklicherweise gibt es aber gute Alternativen zur reinen Retinsäure. Retinol und Retinal sind beide chemische Vorstufen der Retinsäure und können innerhalb der Haut in sie umgewandelt werden. Cremes mit Retinol oder Retinal sind im Vergleich zur Retinsäure deutlich sanfter zur Haut und deshalb auch nicht verschreibungspflichtig.

Retinal hat sich in neuen Forschungen hierbei als noch wirksamer erwiesen als Retinol. Das liegt vermutlich daran, dass es im Gegensatz zum Retinol nur einen Konvertierungsschritt benötigt, um in Retinsäure umgewandelt zu werden.

> Beim Kauf von Cremes mit Retinal sollte immer darauf geachtet werden, dass Retinal mindestens in einer Konzentration von 0,025 Prozent enthalten ist. Idealerweise liegt sie zwischen 0,05 Prozent und 0,1 Prozent, aber nicht darüber.

Retinal ist nicht nur ein beliebtes Anti-Aging-Mittel, sondern kann sogar bei Akne helfen. Es ist ein effektives Antioxidans und schützt die Haut so vor freien Radikalen und Entzündungen. Außerdem wirkt es positiv auf die bakterielle Hautflora und fördert die gesunde Erneuerung der Oberhaut. Das alles sind Effekte, die ein unreines Hautbild bei der Akne lindern und die Haut zumindest teilweise beruhigen können.

Auch in der Therapie von schwerer Akne sind Retinoid-haltige Medikamente längst zum Mittel der

Wahl geworden. Sie hemmen die Talg- und Hornzellproduktion und vermindern so die Bildung von Hautunreinheiten. Außerdem lindern sie Entzündungen, was das Hautbild bei der Akne weiter verbessert.

In Kapitel 2, Seite 50, haben wir die Behandlung der schwersten Form der Akne, *Akne fulminans*, besprochen. Auch hier ist ein Retinoid das erste Mittel der Wahl: Isotretinoin gehört zu den wohl effektivsten Medikamenten gegen schwer entzündliche Akneformen.

Retinoide haben aber natürlich auch Nachteile: Einer der größten ist, dass man die vielen positiven Effekte meist erst nach bis zu zwölf Monaten täglicher Anwendung merkt. Wenn man also Retinoid-reiche Cremes in seine tägliche Hautpflege aufnimmt, sollte man bedenken, dass das Hautbild sich frühestens sechs bis zwölf Monate nach Beginn der Anwendung verbessert.

Hat sich das Hautbild dann endlich verbessert, sollte man die Pflegeprodukte nun keinesfalls zur Seite legen und nicht mehr benutzen. Um ihre positiven Effekte zu behalten, müssen Retinoide dauerhaft angewendet werden, weil die Resultate sonst leider mit der Zeit wieder verschwinden.

Zu Beginn der Behandlung mit Retinoiden ist es wichtig, tagsüber zusätzlich einen Sonnenschutz zu benutzen. Besonders zu Beginn machen Retinoide die Haut nämlich deutlich lichtempfindlicher und eine nicht gegen Sonne geschützte Haut wird mit der Zeit nicht besser, sondern nur schlimmer.

Was ist aber nun nach einer ausreichend langen Behandlung mit den Anti-Aging-Mitteln zu erwarten?

Durch die verbesserte Zellerneuerung verfeinert sich die Hautstruktur und auch Pigmentflecken werden kleiner oder verschwinden sogar ganz. Außerdem können Retinoide sogar Aknenarben verblassen lassen, was die Haut noch reiner und jünger wirken lässt. Auch kleine Fältchen werden durch Retinoide merklich reduziert. Das schaffen die Mittel

Schwangere und stillende Frauen sollten für die gesamte Schwangerschafts- und Stillzeit unter keinen Umständen Retinoide verwenden. Sie können nachweislich die Entwicklung des Kindes stören und sollten deshalb schon bei einem Kinderwunsch nicht mehr benutzt werden.

auf verschiedenen Wegen: Zum einen stimulieren sie die Produktion von Kollagen und verhindern dessen Abbau. Das Kollagen strafft daraufhin die Haut und lässt sie jünger wirken. Zum anderen erhöhen sie die Fähigkeit der Haut, Wasser zu binden, was zu einem pralleren, gesünderen Hautbild führt und Fältchen zusätzlich reduziert.

Wenn man sie richtig einnimmt und die Risiken beachtet, sind Retinoide also nicht nur wirksame Anti-Aging-Mittel, sondern können auch Hautunreinheiten effektiv reduzieren und führen so insgesamt zu einer jüngeren und gesünderen Haut.

Vitamin H

Etliche Hersteller von Nahrungsergänzungsmitteln schwören auf Vitamin H als Schönheitsvitamin. Tatsächlich hat es nicht nur für den Stoffwechsel eine wichtige Bedeutung, sondern fördert auch das gesunde Wachstum von Haut, Haaren und Nägeln. Ausreichend Vitamin H, auch Biotin genannt, ermöglicht es Haut und Haaren, einen gesunden Glanz zu bewahren. Aber was steckt eigentlich hinter diesem Schönheitsvitamin und muss man es wirklich zusätzlich einnehmen?[9]

Biotin, auch Vitamin B_7 oder Vitamin H genannt, ist ein wasserlösliches Vitamin, welches an lebenswichtigen Stoffwechselprozessen in unserem Körper beteiligt ist (Abbildung unten). Dazu zählen beispielsweise der Fett-, Kohlenhydrat- und Proteinstoffwechsel. Es wirkt als sogenanntes Co-Enzym, das heißt, dass Biotin verschiedene Enzyme bei ihrer Arbeit unterstützt oder sogar manche Reaktionen erst ermöglicht.

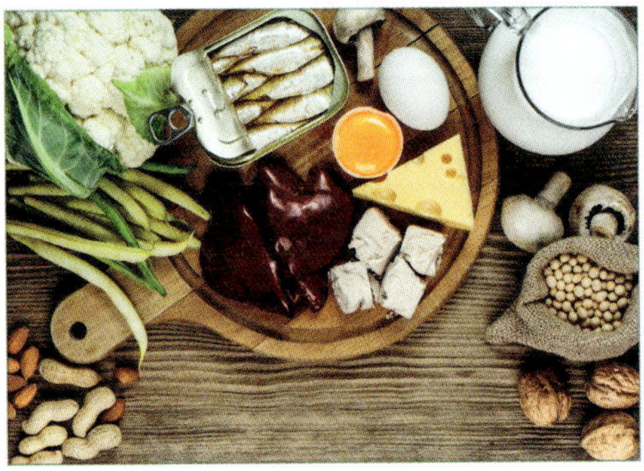

Zur Bildung neuer, gesunder Hautzellen, die aus Kreatin bestehen, braucht der Körper Biotin.

Biotin ist auch an einem Prozess beteiligt, der für die Haut sehr wichtig ist: die Bildung des Proteins Keratin. Wenn wir uns an Kapitel 1 erinnern (Seite 9), dann wird die Bedeutung des Keratins für die Haut nochmals deutlicher, denn unsere Hautzellen werden nicht umsonst als Keratinozyten bezeichnet. Im Laufe ihres Lebens bilden sie immer mehr Keratin, bis sie zuletzt als Hornzellen fast nur noch aus dem Protein bestehen.

Hornzellen sind die äußerste Schutzschicht der Haut und damit einer der wichtigsten Bestandteile der Hautbarriere. Auch Haare und Nägel bestehen fast ausschließlich aus Keratin. Ausreichend Keratin, was nur mithilfe von Biotin gebildet werden kann, ist also ein wichtiger Faktor für gesunde Haut. Aber wieviel Biotin benötigt man eigentlich?

Der tägliche Biotin-Bedarf eines gesunden Erwachsenen liegt bei etwa 30 bis 60 Milligramm. Glücklicherweise findet sich Biotin in sehr vielen verschiedenen Lebensmitteln: Eigelb, diverse Nüsse und auch Haferflocken enthalten sehr viel des wichtigen Vitamins. Aber auch verschiedene Gemüsesorten, Getreideprodukte und Milch liefern dem Körper ausreichende Mengen an Biotin. Da Vitamin H in einer solch großen Bandbreite von Lebensmitteln vorhanden ist, ist ein Mangel glücklicherweise sehr selten. Dementsprechend braucht man normalerweise auch keine Nahrungsergänzungsmittel, die Biotin enthalten.

Aber was ist nun dran am »Schönheitsvitamin Biotin«? Wie beschrieben, wirkt Biotin also tatsächlich auf Haut, Haare und Nägel. Es fördert ein gesundes Haarwachstum und eine gesunde Regeneration der Haut (Tabelle unten).

Trotzdem ist es nicht nötig, Biotin über Nahrungsergänzungsmittel zu sich zu nehmen. Denn die tägliche Ernährung beinhaltet meist mehr als genug Biotin, um den Körper ausreichend zu versorgen.

Übersicht über die für die Haut wichtigen Vitamine

Vitamin	Funktionen bei Akne	Täglicher Bedarf[10]	Nahrungsmittel	Besonderheiten
A	Entzündungshemmung, antibakteriell, straffere Haut	Etwa 1 mg	Möhren	Retinoide sind Mittel der Wahl bei medikamentöser Aknetherapie
C	Entzündungshemmend, Antioxidans	100 mg	Paprika, Orangen	Ermöglicht Kollagenbildung
D	Entzündungshemmend, antibakteriell, Hormonregulation	5–20 µg	Fisch, Eier, Pilze	Einziges Vitamin, das vom Körper gebildet wird
H	Fördert Regeneration der Haut, Keratinbildung	30–60 µg	Nüsse, Eigelb, Milch	Fördert Keratinbildung (Haare, Haut, Nägel)

Mineralstoffe

Nicht nur Vitamine sind notwendige Nährstoffe für den Körper, auch eine Reihe von Mineralstoffen sind wichtig, um überleben zu können. Die Haut profitiert besonders von einer guten Versorgung mit Zink. Es kann nicht nur das Hautbild generell verbessern, sondern ist ein wirksames Mittel gegen eine entzündliche Akne. Denn Zink kann entzündungshemmend und sogar antibakteriell wirken. Umgekehrt ist es auch möglich, durch Zinkmangel eine Akne oder andere Hautunreinheiten zu entwickeln.

Bei Mineralstoffen unterscheidet man grundsätzlich Mengenelemente wie Kalium, Natrium und Kalzium (mehr als 50 Milligramm pro Kilogramm Körpergewicht) von Spurenelementen wie Eisen, Iod, Kupfer und Zink (weniger als 50 Milligramm pro Kilogramm Körpergewicht). Die Mineralien sind zwar nur in kleinen Mengen im Körper zu finden, erfüllen aber dennoch überlebenswichtige Funktionen. Eisen beispielsweise ist Bestandteil der roten Blutzellen und für den Sauerstofftransport im Blut unabdingbar. Trotz dieser überlebenswichtigen Funktion hat der Mensch nur etwa fünf bis sieben Gramm Eisen im gesamten Körper. Nur um das in Relation zu setzen: Eine einfache 20-Cent-Münze wiegt schon fast sechs Gramm.

Es ist wirklich beeindruckend, dass so kleine Mengen an Mineralien solch essenzielle Funktionen im Körper übernehmen. Dementsprechend wichtig ist auch eine ausreichende Zufuhr an Mineralstoffen, denn der Körper kann sie nicht selbst produzieren.

Zink

Unter den Spurenelementen ist Zink der Star für unsere Haut. Es schützt uns durch seine antibakteriellen Eigenschaften nicht nur vor unerwünschten Bakterien, sondern kann sogar in den Hormonstoffwechsel eingreifen und ihn bei Problemen ausgleichen. Diese und weitere wichtige Punkte machen Zink zu einem der bedeutendsten Behandlungsmittel bei einer modernen Behandlung der Akne.

Zink ist nach Eisen das mengenmäßig häufigste Spurenelement im Körper. Etwa zwei bis drei Gramm befinden sich in jedem von uns. Zink ist aber nicht einfach nur »die Nummer zwei« der Spurenelemente, sondern erfüllt auch lebenswichtige Funktionen in unserem Körper.

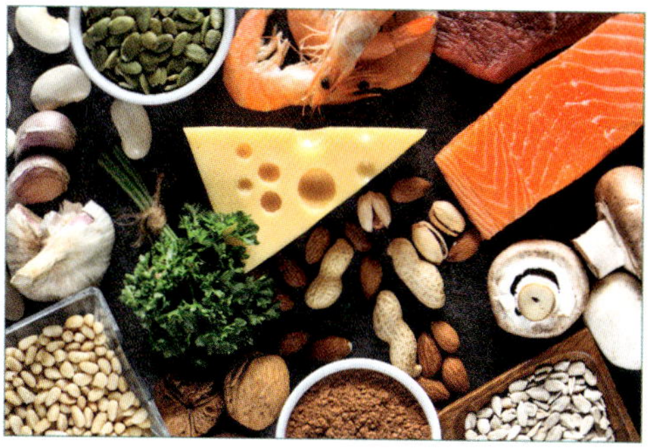

Lebensmittel, die reich an Zink sind, können vor unerwünschten Bakterien schützen.

Ähnlich wie Vitamine spielt auch Zink eine wichtige Rolle im Stoffwechsel. Über 70 verschiedene Enzyme können ohne Zink gar nicht erst funktionieren. Dazu gehört auch das Enzym Alkoholdehydrogenase, was für den Abbau von Alkohol in unserem Körper zuständig ist. Ohne Zink könnten wir Alkohol also gar nicht verwerten. Sogar der Hormonstoffwechsel wird von Zink maßgeblich beeinflusst: Das männliche Geschlechtshormon Testosteron kann nur mithilfe von Zink gebildet werden. Darüber hinaus hat Zink auch Einflüsse auf das Immunsystem, die Bildung von Bindegewebe und sogar auf die Verhornung unserer Haut. Was hat Zink aber nun mit der Akne zu tun?

Ist ausreichend Zink vorhanden, kann es die Produktion des männlichen Geschlechtshormons Testosteron beeinflussen und sogar in gewissem Maße reduzieren. Wie in Kapitel 1 und 2 besprochen, steigert ein erhöhter Testosteronspiegel das Risiko für eine Akne deutlich, Zink wirkt dem also regulierend entgegen und kann so eine Akne verhindern, bevor sie überhaupt entsteht.

Kommt es nun doch zu einer Akne, so unterstützt Zink den Körper auf vielfältige Weise, diese zu lindern. Es wirkt entzündungshemmend und bekämpft sogar in gewissem Maße schädliche Bakterien. Dadurch wird die Akne in der Regel deutlich gelindert und der Hautzustand verbessert sich merklich.[11, 12, 13]

Auch wenn die genaue Wirkung von Zink bei Hautkrankheiten wie Akne noch nicht vollständig erforscht ist, kann man das Element als eine mögliche Alternative zu Antibiotika und anderen Medikamenten sehen.[14] Der große Vorteil von Zink gegenüber herkömmlichen Medikamenten gegen Akne ist, dass es in erhöhten Dosen kaum Nebenwirkungen zeigt, sondern die überschüssige Menge einfach ausgeschieden wird. Grundsätzlich tritt ein Zinkmangel selten auf. Kommt es aber doch zu einer Unterversorgung über einen längeren Zeitraum, kann man sich die Folgen leicht herleiten: Da Zink die Produktion von Bindegewebe und auch die Verhornung der Haut beeinflusst, treten in erster Linie Wundheilungsstörungen auf. Zusätzlich kann es zu Veränderungen an Haut und Nägeln und sogar zu einer Schwächung des Immunsystems kommen.

Der Körper kann Zink nicht dauerhaft speichern und ist deshalb auf eine regelmäßige Zufuhr über die Nahrung angewiesen. Der tägliche Bedarf an Zink liegt etwa bei 1 bis 15 Milligramm. Zinkreiche Lebensmittel sind beispielsweise Fisch, rotes Fleisch und Weizen. Bei Vegetariern und Veganern kann die Zinkaufnahme jedoch zum Problem werden, denn durch eine ausschließlich pflanzliche Ernährung kann der Darm bis zu 45 Prozent weniger Zink aus der Nahrung aufnehmen als bei Mischkost. Der Grund dafür ist ein spezieller pflanzlicher Stoff, der im Darm die Aufnahme von Zink erschwert. Dementsprechend müssen Vegetarier und Veganer mehr zinkhaltige Lebensmittel konsumieren. Dazu zählen neben Weizen auch beispielsweise Kürbiskerne, verschiedene Nüsse und Sojabohnen. Im Allgemeinen ist der Zinkbedarf des Körpers aber mit einer ausgewogenen Ernährung sehr leicht zu decken.

Eisen

Eisen erfüllt im Körper eine Vielzahl von lebenswichtigen Funktionen. Beispielsweise ermöglicht es den Transport von Sauerstoff über das Blut, was auch der Grund ist, warum Blut so einen metallischen Geruch oder Geschmack aufweist. Aber auch für die Haut ist Eisen ein wichtiges Element. Es stärkt die natürliche Schutzfunktion und hält Haut, Haare und Nägel gesund.

Der menschliche Körper enthält durchschnittlich zwischen fünf und sieben Gramm Eisen. Damit ist Eisen, noch vor Zink, das am häufigsten vorkommende Spurenelement im Körper. Und das ist bei Weitem kein Zufall. Die Hauptfunktion des Eisens ist der Sauerstofftransport im Blut. Es bildet zusammen mit gewissen Proteinen den roten Blutfarbstoff Hämoglobin. Dieser Blutbestandteil macht es erst möglich, den gesamten Körper mit frischem, lebenswichtigem Sauerstoff zu versorgen. Ohne Eisen und Hämoglobin wären weder Menschen noch die meisten Tiere lebensfähig. Trotz der relativ wenigen Prozesse im Körper, an denen Eisen beteiligt ist, ist es also überlebenswichtig.

Natürlich profitiert auch die Haut von einer guten Eisenversorgung. Denn nur eine ausreichend durchblutete und somit auch gut mit Sauerstoff versorgte Zelle ist in der Lage zu überleben. Eine gute Blutversorgung fördert auch das gesunde Wachstum und die gesunde Regeneration der Haut. Erhält die Haut zu wenig Blut, erscheint sie blass.

Pro Tag benötigt der Mensch etwa 1 bis 15 Milligramm Eisen, die leider häufig nicht gedeckt werden. Der Eisenmangel ist die weltweit häufigste Mangelerkrankung. Man muss aber beachten: Eisenmangel entsteht nicht immer nur durch eine eisenarme Ernährung. Weil ein großer Teil des Eisens im Blut an Hämoglobin gebunden vorkommt, kann jeder größere Blutverlust schnell zu einem Eisenmangel führen. Hier sind besonders Frauen stärker gefährdet, sie können während der Regelblutung und auch in der Schwangerschaft schnell einen Eisenmangel entwickeln. Dann ist eine eisenreiche Ernährung natürlich besonders wichtig, denn auch die Haut leidet unter dem Mangel: Eingerissene Mundwinkel, Veränderungen der Haare und Nägel sind nur ein paar der Folgen von Eisenmangel. Aber welche Nahrungsmittel enthalten genügend Eisen?

Besonders reich an Eisen sind unter anderem Leberwurst, Fisch und rotes Fleisch, wie beispielsweise Kalbfleisch. Aber natürlich gibt es gute pflanzliche Alternativen: Rote Beete, viele Nüsse und auch Vollkornprodukte sind reich an Eisen und können den täglichen Bedarf problemlos decken. Aber Vorsicht: Manche Nahrungsmittel wirken regelrecht wie Eisenblocker, indem sie die Aufnahme von Eisen im Darm verhindern. Dazu zählen beispielsweise Spinat, Reis, Mais oder auch Kaffee und schwarzer Tee. Deshalb sollte man bei Eisenmangel darauf achten, eisenhaltige Nahrungsmittel nicht zusammen mit »Eisenblockern« zu sich zu nehmen.

Andere Nahrungsmittel, die viel Vitamin C enthalten, fördern hingegen sogar die Aufnahme von Eisen. So ist ein frischer Orangensaft ein gutes Getränk zu einer eisenreichen Mahlzeit. Aber auch Gemüse wie Paprika oder Brokkoli fördern die Eisenaufnahme im Körper.

Vor allem Vegetarier und Veganer müssen bei ihrer Ernährung auf ausreichend eisenhaltige Produkte achten. Denn unser Körper kann besonders tierisches Eisen gut verdauen. Pflanzliches Eisen unterscheidet sich in seinen chemischen Eigenschaften von tierischem und wird deshalb schwerer aufgenommen.

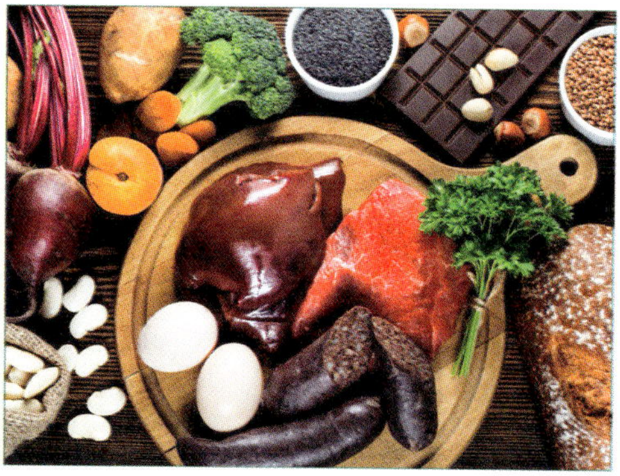

Für eine gesunde Durchblutung ist Eisen essenziell; das Blut transportiert Nährstoffe zu allen Organen, also auch zur Haut.

Die richtige Ernährung bei Akne

»Du bist, was du isst.« Dass sich unsere Ernährung auf den ganzen Körper und somit auch auf die Haut auswirkt, ist allgemein bekannt.[15, 16]

Zucker, Fette und Proteine – sie alle sind lebenswichtige Bestandteile unserer Nahrung, aber natürlich gibt es auch bei ihnen große Unterschiede. So ist zum Beispiel das Fett in Fast Food nicht das gleiche Fett wie etwa in frischem Fisch. Sie haben zwar gewisse Ähnlichkeiten, aber unterscheiden sich deutlich in ihrem Aufbau und ihrer Wirkung.

In erste Linie ist die Nahrung ein Energielieferant für den Körper, aber wie viel Energie braucht ein durchschnittlicher Mensch eigentlich am Tag und wie kann man diese Menge definieren?

Die in Lebensmitteln enthaltene Energie wird auch als Brennwert bezeichnet und in der Einheit Kalorie angegeben. Auf Lebensmitteln sind die Nährwerte jedoch meist in Kilokalorien (kcal) angegeben. Eine Kilokalorie ist nichts weiter als 1000 Kalorien, die der Einfachheit halber als kcal angegeben werden.

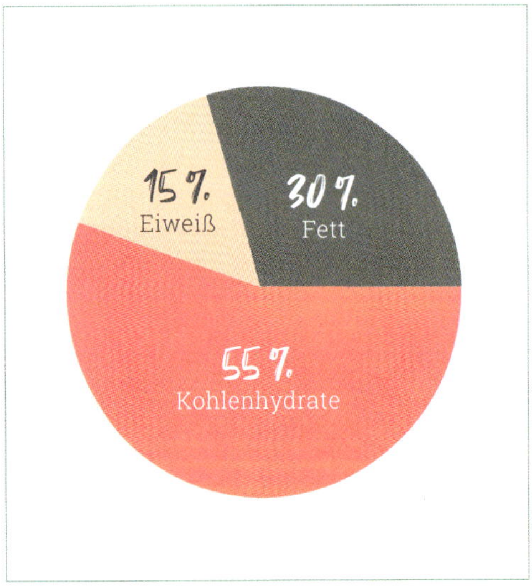

Eine ausgewogene Ernährung sollte 55 Prozent Kohlenhydrate, 30 Prozent Fett und 15 Prozent Proteine enthalten.

Pro Tag benötigt der durchschnittliche Mensch etwa 2000 Kilokalorien. Wenn man körperlich oder geistig schwer arbeitet, kann der Bedarf an Kalorien aber auch deutlich steigen. Bei einer ausgewogenen Ernährung sollten die durchschnittlichen 2000 Kilokalorien pro Tag ungefähr folgenderweise gedeckt werden: 55 Prozent Kohlenhydrate, 30 Prozent Fett und 15 Prozent Proteine (Diagramm links).[17]

Dabei muss man beachten, dass die jeweiligen Nahrungsmittel dem Körper nicht gleich viel Energie liefern.

Jeweils ein Gramm Proteine oder Kohlenhydrate enthalten etwa vier Kilokalorien. Im Vergleich dazu ist Fett deutlich reicher an Energie: Ein Gramm liefert ganze neun Kilokalorien, also mehr als doppelt so viel wie Proteine oder Kohlenhydrate. Aus diesem Grund ist Fett für den Körper der Energieträger und Energiespeicher Nummer eins.

Die einzelnen Nahrungsbestandteile sind aber weit mehr als nur Lebensmittel, die den täglichen Energiebedarf decken. Auch auf die Haut und sogar auf die Akne haben sie vielfältige Wirkungen. Schauen wir uns die Nahrung einmal genauer an.

Kohlenhydrate

Wer an Kohlenhydrate denkt, dem fallen zuerst sicher Nahrungsmittel wie Nudeln, Reis oder Kartoffeln ein. Sie sind essenzieller Bestandteil unserer Ernährung und die wichtigsten Energieträger in der Nahrung. Besonders das Gehirn ist auf ausreichend Kohlenhydrate in Form von Zucker angewiesen, um problemlos arbeiten zu können.

Grundsätzlich bestehen Kohlenhydrate (auch *Saccharide* genannt) aus Zuckermolekülen, die zu entsprechend kurzen oder komplexen Ketten zusammengesetzt sind. Dementsprechend unterscheidet man einfache Zucker von komplexen Zuckern. Die verschiedenen Zuckerarten haben auch auf die Haut unterschiedliche Wirkungen und können Hautunreinheiten wie Akne entweder verschlechtern oder im besten Fall sogar verhindern. Um das zu verstehen, muss man erst einmal den grundlegenden Aufbau der Kohlenhydrate besprechen.

Einfache Zucker

Wie eingangs bereits besprochen, bestehen Kohlenhydrate aus verschieden langen Ketten von Zuckermolekülen. Die einfachen Zucker enthalten meist nur ein oder zwei Zuckermoleküle und werden dementsprechend als *Monosaccharide* (*Mono* bedeutet »allein« oder »ein«, und *Saccharide* steht für Zucker, also »ein Zucker«) und *Disaccharide* (zwei Zucker) bezeichnet.

Man hört immer wieder, dass zuckerhaltige Lebensmittel und Getränke schlecht für den Körper und auch schlecht für die Haut sind. Sie können eine bestehende Akne verschlechtern und zu noch mehr Hautunreinheiten führen. Aber wieso eigentlich? Um das zu verstehen, schauen wir uns an, wie der Körper eigentlich Zucker aufnimmt.

In Magen und Darm werden alle Kohlenhydrate von diversen Verdauungsenzymen in ihre einzelnen Zuckermoleküle gespalten und gelangen so ins Blut. Da einfache Zucker nur aus höchstens zwei Molekülen bestehen, können sie schnell verdaut und ins Blut aufgenommen werden. Dort erhöhen sie bereits kurze Zeit nach dem Essen den Blutzuckerspiegel, was zu verschiedenen Reaktionen des Körpers führt.

Um den Zucker aus der Blutbahn nun in die Zellen zu befördern, schüttet der Körper eine große Menge des Hormons Insulin aus. Aber Insulin wirkt nicht nur auf den Blutzuckerspiegel, sondern hat auch noch diverse andere Wirkungen. Und hier wird es spannend für die Akne: Insulin stimuliert nämlich auch die Produktion von männlichen Geschlechtshormonen, darunter auch das Testosteron. Wie in Kapitel 1 (»Der Einfluss der Hormone auf die Haut«, Seite 39) bereits besprochen, steigert Testosteron die Produktion der Talgdrüsen und Hornzellen. Somit steigt das Risiko für verstopfte Talgdrüsen und Pickel. So entsteht durch übermäßigen Zuckerkonsum eine unreine Haut und auch eine bestehende Akne kann deutlich verschlimmert werden.

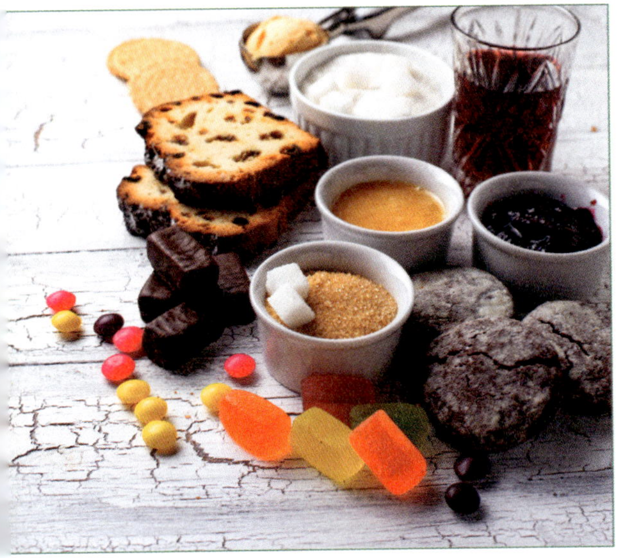

Nahrungsmittel, die den Blutzuckerspiegel schnell ansteigen lassen, bezeichnet man als hochglykämisch. Da sie dem Körper abgesehen von einem kurzen »Zuckerrausch« kaum einen Mehrwert bieten, nennt man sie manchmal auch »leere Kohlenhydrate«. Denn außer ihrem süßen Geschmack haben sie kaum einen

Einfache Zucker regen die Insulinproduktion an, wodurch wiederum vermehrt Testosteron hergestellt wird, was zu einer gesteigerten Talgproduktion und verstopften Poren führen kann.

Nutzen für den Körper. Einfache Zucker lassen den Blutzuckerspiegel zwar schnell in die Höhe schnellen, aber genauso schnell sinkt er auch wieder ab. Der schnelle Abfall des Blutzuckerspiegels führt häufig zu Müdigkeit oder sogar Heißhungerattacken.

Natürlich möchte niemand komplett auf Süßigkeiten verzichten, man sollte den Konsum von Zucker aber möglichst gering halten.

Einfache Zucker findet man in verschiedenen Formen in diversen Lebensmitteln. Die einfachsten Monosaccharide *Glucose* (Traubenzucker) und *Fructose* (Fruchtzucker) sind die häufigsten Zucker in Süßigkeiten und süßen Getränken. Auch Honig und Früchte enthalten diverse Monosaccharide. Vor allem stark raffinierte Nahrungsmittel wie Weißbrot oder Milchbrötchen enthalten einen hohen Anteil an einfachen Zuckern und sind grundsätzlich nicht so gesund wie Vollkornprodukte. Auch Milch beinhaltet mit dem Milchzucker ein einfaches Disaccharid. Milch als Naturprodukt ist in gewissen Mengen zwar gesund, enthält aber auch, ähnlich wie Muttermilch, viele verschiedene Hormone. Trinkt man sehr viel Milch, kann es durch diese vielen aufgenommenen Hormone häufiger zu Hautunreinheiten kommen.[18]

Komplexe Zucker

Komplexe Zucker bestehen aus einer Vielzahl von Zuckermolekülen und werden auch als *Oligo-* oder *Polysaccharide* (bedeutet so viel wie »Vielfachzucker«) bezeichnet.

Besonders Vollkornprodukte gelten als sehr gesund und reich an wichtigen Nährstoffen. Sie enthalten viele

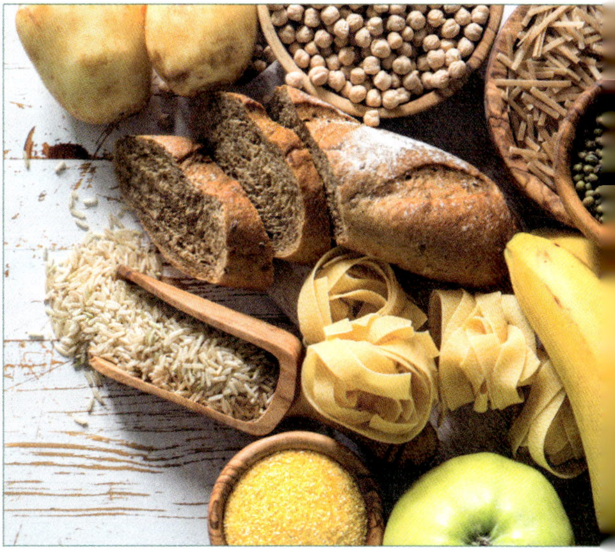

Die bessere Wahl, um den Insulinspiegel nicht in die Höhe zu treiben und Auswirkungen auf die Haut zu vermeiden: komplexe Kohlenhydrate.

komplexe Zucker, die vom Körper ganz anders verarbeitet werden als einfache Zucker und sind förderlich für ein gutes Hautbild. Aber warum eigentlich?

Einfache Zucker können aufgrund ihrer wenigen Zuckermoleküle schnell verdaut werden und erhöhen den Blutzuckerspiegel deshalb schon nach kurzer Zeit. Anders ist es hingegen bei komplexen Zuckern: Diese müssen von den Verdauungsenzymen zunächst in ihre Bestandteile aufgespalten werden und können erst dann ins Blut aufgenommen werden. Da diese Verdauung eine gewisse Zeit in Anspruch nimmt, steigt der Blutzuckerspiegel zeitverzögert nur leicht an. So besteht auch nach einer kohlenhydratreichen Mahlzeit über mehrere Stunden ein vergleichsweise nur leicht erhöhter Blutzuckerspiegel im Blut. Es wird weniger Insulin ausgeschüttet und in der Folge steigt auch der Spiegel an Akne fördernden Hormonen nicht nennenswert an.

Komplexe Zucker halten deutlich länger satt als einfache Kohlenhydrate. Sie versorgen die Zellen des Körpers über einen längeren Zeitraum mit ausreichend Nährstoffen und sind deshalb sehr wichtig für einen gesunden Stoffwechsel. Auch die Haut profitiert natürlich von einer Ernährung mit guten, komplexen Zuckern. Sie neigt weniger zu Unreinheiten und wirkt generell gesünder.

Die »guten«, komplexen Kohlenhydrate findet man hauptsächlich in Vollkornprodukten, aber auch in Reis, diversem Gemüse und Obst, Kartoffeln, Linsen und vielen anderen Nahrungsmitteln. Neben komplexen Kohlenhydraten enthalten diese Lebensmittel auch diverse Vitamine und Mineralstoffe, die wichtig für die Gesundheit sind.

Fette

Übergewicht, chronische Entzündungen, Diabetes und sogar Akne – dies alles sind negative Folgen einer zu fettreichen Ernährung. Fett hat einen schlechten Ruf, obwohl es eines der wichtigsten Nahrungsmittel für den Körper und einer der besten Energiespeicher ist. Aber ist Fett wirklich so schlecht für die Haut und hilft eine fettarme Ernährung bei Hautunreinheiten?

Die Antwort ist nicht so einfach, denn Fett ist nicht gleich Fett. Chemisch betrachtet setzen sich Fette zum Teil aus Fettsäuren zusammen. Diese Fettsäuren kann man sich als Kette von verschieden langen Kohlenstoffatomen vorstellen, die durch einfache oder doppelte Bindungen verbunden sind. Je nach Anzahl und Stelle von Doppelbindungen haben die verschiedenen Fettsäuren unterschiedliche Eigenschaften. Man unterscheidet grundsätzlich zwischen gesättigten und ungesättigten Fetten.

Gesättigte Fette

Gesättigte Fette haben keinerlei Doppelbindungen, ihre Kohlenstoffatome sind also nur über Einfachbindungen verbunden. Der Körper nutzt gesättigte Fette vor allem als Energiequelle und Bestandteil von Zellmembranen. Per se sind sie also in gewissen Mengen nicht ungesund, sondern notwendig für den Energiehaushalt des Körpers. Im Übermaß jedoch sind gesättigte Fettsäuren schädlich für beispielsweise das Herz und die Gefäße. Aber auch die Haut leidet unter einem Überfluss von gesättigten Fetten, sie wird deutlich fettiger und neigt damit auch schneller zu Unreinheiten und Akne.

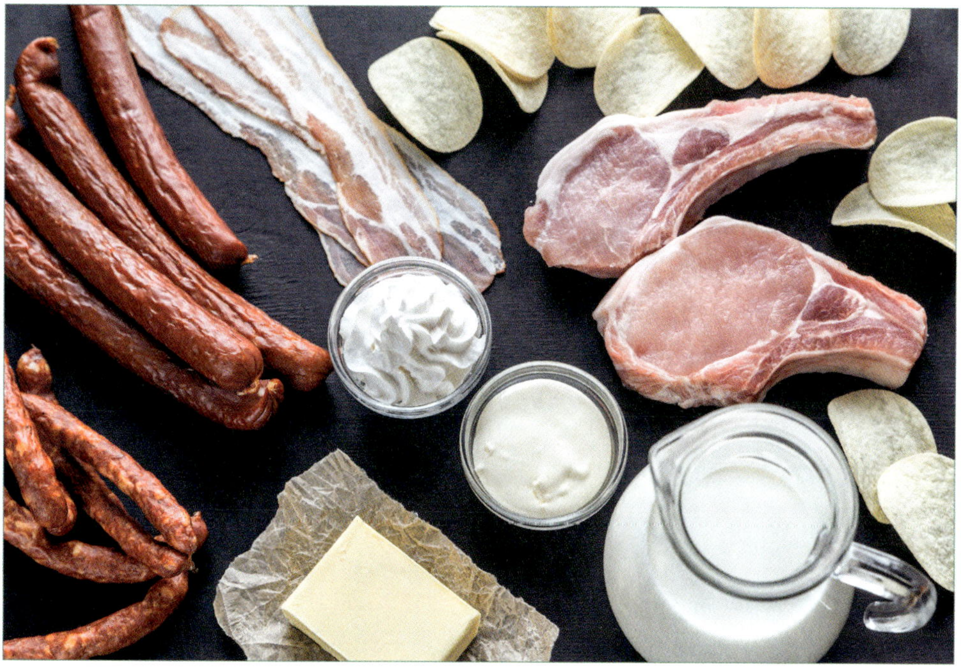

Tierische Fette sind hauptsächlich gesättigt und sorgen für eine Überproduktion von Fett der Haut, die dieses absondert und für Unreinheiten sorgt.

Gesättigte Fette kommen besonders häufig in tierischen Lebensmitteln wie Butter oder Schmalz vor. Industriell stark verarbeitete Produkte enthalten deutlich mehr davon als einfache Naturprodukte. Um zu erkennen, ob ein Nahrungsmittel viele gesättigte Fettsäuren enthält, gibt es eine einfache Faustregel: Je fester beispielsweise die Butter ist, desto mehr gesättigte Fettsäuren enthält sie.

Ungesättigte Fette

Dass nicht alle Fette schlecht sind, sieht man vor allem an den ungesättigten Fetten. Sie unterstützen den Körper bei vielen Aufgaben und manche von ihnen sind sogar überlebenswichtig. Im Gegensatz zu gesättigten Fetten haben sie mindestens eine Doppelbindung in ihrer Kohlenstoffkette. Je nach Anzahl der Doppelbindungen bezeichnet man sie als einfach oder mehrfach ungesättigte Fettsäuren. Manche ungesättigte Fette sind nicht nur gesundheitsfördernd, sondern auch essenziell für den Körper. Essenziell bedeutet in diesem Zusammenhang: Obwohl diese Fette lebenswichtig sind, kann der Körper sie nicht selbst herstellen, weshalb sie unbedingt mit der Nahrung aufgenommen werden müssen.

Bekannte Vertreter sind zum Beispiel die Omega-3-Fettsäuren. »Omega-3« steht für die Stelle der ersten Doppelbindung, hier liegt sie also am 3. Kohlenstoffatom.

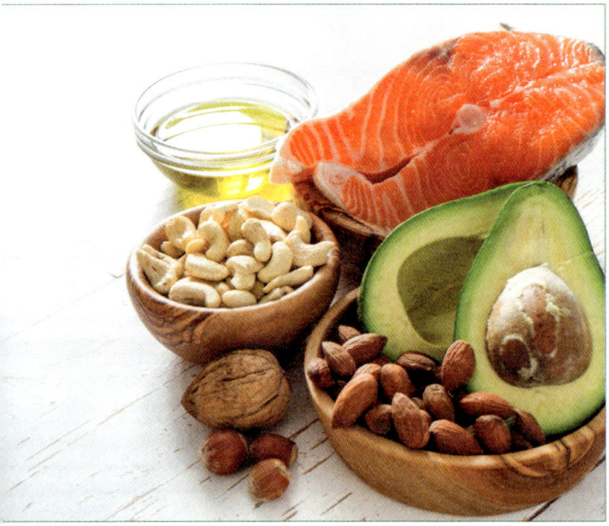

Ungesättigte Fettsäuren sind besonders für die Gesundheit des Herzens wichtig. Aber auch im restlichen Körper sind sie unabdingbar: Manche ungesättigte Fette sind Vorstufen von wichtigen Hormonen, unterstützen eine ordentliche Zellteilung oder sind sogar Bausteine des Gehirns. Auch die

Ungesättigtes Fett stellt der Körper nicht selbst her; um den Hormonhaushalt und somit auch die Haut ausgewogen zu halten, muss es über das Essen aufgenommen werden.

Haut profitiert von genügend ungesättigten Fettsäuren: Ihre entzündungshemmende Funktion unterstützt sie vor allem beim Kampf gegen eine schwer entzündliche Akne. Generell sorgen ausreichend ungesättigte Fette für eine gesunde und straffe Haut.[19, 20]

Im Gegensatz zu gesättigten Fetten findet man ungesättigte Fettsäuren vor allem in pflanzlichen Nahrungsmitteln. Haferflocken, Leinsamen, Avocados, Tofu und Nüsse sind nur ein paar Beispiele für Nahrungsmittel, die reich an diesen guten Fetten sind. Auch in manchen tierischen Produkten findet man viele ungesättigte Fettsäuren; dazu zählen beispielsweise Lachs und auch Eier. Generell sollte man aber nicht mehr als 30 Prozent der täglichen Kalorien mit Fett abdecken.

Ein weiteres wichtiges und bekanntes Fett ist das Cholesterin. Auch das Cholesterin genießt allgemein keinen guten Ruf, denn es steht im Verdacht, ein Risikofaktor für Herz-Kreislauf-Erkrankungen zu sein. Aber wie so oft kommt es auch hier auf die Dosis an, denn für den Körper erfüllt Cholesterin viele lebenswichtige Funktionen. Es ist beispielsweise Baustein der Zellmembran und für das Überleben der Zellen unverzichtbar. Außerdem ist es eine Vorstufe bei der Bildung von wichtigen Hormonen, wie den weiblichen Geschlechtshormonen oder auch der Vorstufe des Vitamin D. Da Vitamin D unsere Haut im Kampf gegen Akne unterstützt, ist Cholesterin auch indirekt ein wichtiger Stoff für eine gesunde Haut.

Man sieht also schon: Ohne Cholesterin geht es nicht. Ein Übermaß an Cholesterin kann, wie eben erwähnt, aber auch schädliche Auswirkungen auf die Gefäße und das Herz-Kreislauf-System haben. Deshalb ist eine ausgewogene, aber nicht zu cholesterinreiche Diät umso wichtiger. Besonders stark verarbeitete Nahrung wie feste Butter oder Fertiggerichte enthalten neben ungesunden gesättigten Fettsäuren auch übermäßig viel Cholesterin. Frisches Gemüse und Fisch hingegen liefern neben anderen guten Nährstoffen auch ausreichend Cholesterin.

Proteine

Proteine sind Eiweiße und bilden eine der wichtigsten Stoffklassen für uns Menschen. Sicher weißt du, dass Sportler möglichst viele Proteine zu sich nehmen, um ihre Muskeln besser aufzubauen. Aber nicht nur die Muskeln sind aus Proteinen aufgebaut, sondern der ganze Körper. Proteine machen etwa 1 bis 17 Prozent der Körpermasse aus und sind Bestandteil jeder Zelle. Auch ein Großteil der Haut besteht aus Proteinen: So ist zum Beispiel Keratin, aus dem Haare und Nägel gemacht sind, nichts anderes als ein Protein. Auch Kollagen, das einen Hauptbestandteil des Bindegewebes ausmacht und für straffe Haut sorgt, ist ein Protein. Aber was sind Proteine eigentlich genau und was haben sie mit Akne zu tun?

Alle Proteine bestehen aus bestimmten Grundbausteinen, den *Aminosäuren*. Der Mensch hat 21 verschiedene Aminosäuren, aus denen alle Proteine des Körpers aufgebaut sind. Je nach Anordnung der Aminosäuren in einem Protein verändern sich dessen Eigenschaften. Mit den 21 wichtigsten Aminosäuren gibt es praktisch unendlich viele Möglichkeiten, ein Protein aufzubauen. Aber was bestimmt, wie ein Protein aussehen muss und welche Funktion es bekommt?

Hier kommt die DNA *(Desoxyribonukleinsäure)* ins Spiel, die jede Zelle in ihrem Kern enthält. Sie ist der Bauplan unseres Körpers und speichert die Informationen über jedes Protein. Auf der DNA ist die genaue Reihenfolge festgelegt, in der Aminosäuren verbunden werden müssen, um ein Protein herzustellen. Aber was haben Proteine jetzt mit der Haut oder der Akne zu tun?

Da Proteine im kompletten Körper vorkommen, sind sie natürlich auch für die Haut sehr wichtig. Proteine halten die Haut nicht nur straff, sondern auch geschmeidig und gesund. Die Zellen können sich mit genügend Proteinen ausreichend erneuern und das Bindegewebe weiter ausbauen, was die Haut straff hält.

Aber gibt es auch zu viel Protein? Manche Sportler kennen es vielleicht: Durch einen hohen Konsum von Proteinpulver und Shakes kann es zu der sogenannten Protein- oder Sportlerakne kommen. Ein Übermaß von vor allem tierischen Proteinen kann sich schlecht auf die Haut auswirken und sogar zu einer Akne führen. Hier kann meistens eine Umstellung auf pflanzliche Proteine Abhilfe schaffen. Aber was ist eigentlich der Unterschied zwischen pflanzlichen und tierischen Proteinen?

Pflanzliche Proteine

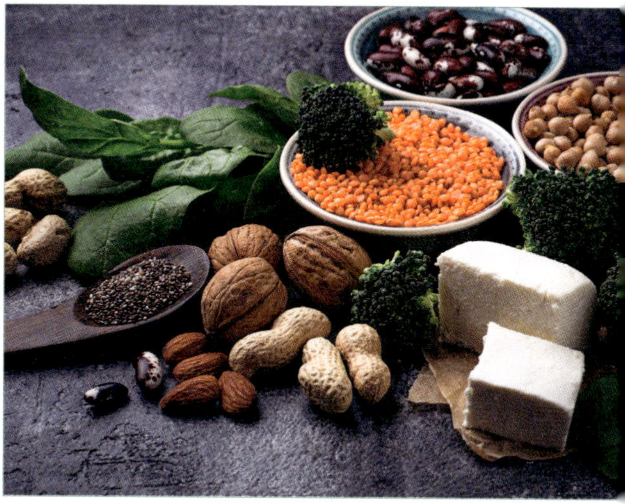

Proteine sind bedeutend für die Zellerneuerung und daher enorm wichtig für den gesamten Körper und somit auch die Haut.

Pflanzliche Ernährung wird immer beliebter. Die anfängliche Sorge von vielen Vegetariern und Veganern, dass man ohne Fleisch nicht genügend Proteine zu sich nimmt, ist schlichtweg falsch. Zwar enthält Fleisch Proteine, die für den Körper besser verwertbar sind, aber auch viele Pflanzen enthalten mehr als genug Proteine, um den täglichen Proteinbedarf von etwa ein Gramm Protein pro Kilogramm Körpergewicht zu decken. Pflanzliche Proteine haben gegenüber tierischen sogar einen gewissen Vorteil. Denn Pflanzen enthalten neben Proteinen häufig auch viele wertvolle Vitamine, Mineralien und andere gesundheitsfördernde Stoffe. Generell gelten sie als gesünder und lösen im Vergleich zu tierischen Proteinen deutlich seltener Hautprobleme aus. Idealweise sollte man nur etwa zwei bis drei Mal pro Woche Fleisch essen und den Proteinbedarf an den restlichen Tagen pflanzlich decken.

Besonders Nüsse sind sehr reich an Proteinen. Auch Haferflocken, Erbsen, Linsen und Spinat gelten als gute vegane Proteinquellen. Aber auch viele andere Gemüsesorten enthalten einen gewissen Anteil an Proteinen und können den täglichen Bedarf in der Regel gut decken.

Tierische Proteine

Tierische Proteine haben gegenüber pflanzlichen einen großen Vorteil: Sie sind für den Körper deutlich wertiger und leichter zu verarbeiten. Aber wieso ist das eigentlich so?

Sowohl Tiere als auch Pflanzen bestehen zu einem großen Teil aus Proteinen. Aber die Proteine von Tieren und Pflanzen sind nicht aus den gleichen Aminosäuren

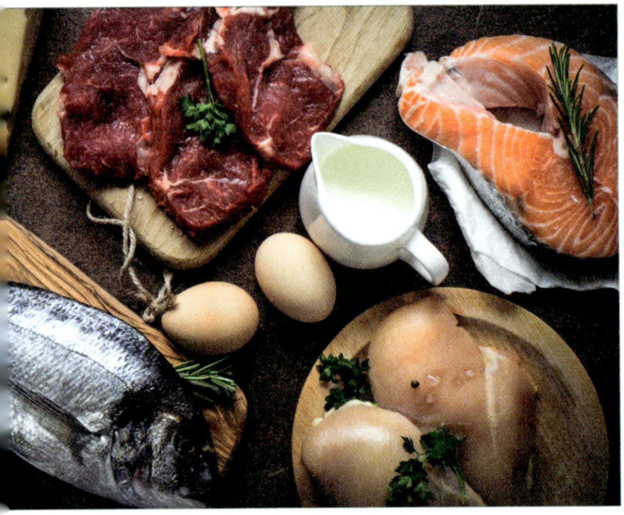

Im Gegensatz zu pflanzlichen Proteinen enthalten tierische Eiweiße oft Hormone, die sich negativ auf das Hautbild auswirken und Akne verstärken können.

aufgebaut. Tierische Proteine ähneln denen des Menschen in der Zusammensetzung ihrer Aminosäuren deutlich mehr als pflanzliche, weswegen der Körper sie leichter verstoffwechseln kann. Man spricht in diesem Fall davon, dass die Proteine eine hohe biologische Wertigkeit haben. Ein Übermaß an tierischen Proteinen steht aber im Verdacht, schlecht für das Herz-Kreislauf-System und andere Organe unseres Körpers zu sein. Wie oben besprochen, können sie auch eine Akne hervorrufen oder eine bestehende Akne verschlimmern. Aber es sind nicht die Proteine selbst, die schädlich sind: Vielmehr entstehen die Probleme durch die anderen Inhaltsstoffe im Fleisch oder tierischen Proteinpulver. Denn genau wie Menschen haben auch Tiere eine Vielzahl von Hormonen und anderen Stoffen in ihrem Blut, die wir zum Teil über das Fleisch oder Proteinpulver aufnehmen. Das ist per se nicht unbedingt schlecht, kann aber bei empfindlichen Menschen schnell Probleme wie Hautunreinheiten oder eben Akne verursachen. Bei Sportlern führt besonders Proteinpulver aus Milch häufig zu Hautunreinheiten. In Milch befinden sich nämlich einige Hormone, die die Hormonspiegel im Körper beeinflussen und so zu mehr Hautunreinheiten oder Akne führen können.[21,22]

Deshalb ist die Wahl der richtigen tierischen Proteinquelle besonders wichtig für eine gesunde Ernährung: Vor allem mageres, helles Fleisch, Fisch und Eier sind gesunde tierische Proteinquellen. Verzichte hingegen lieber auf zu fettiges Fleisch, weil es oft unnötig viele gesättigte Fette enthält, die im Übermaß schlecht für den Körper sind. Auf Dauer können sie die Haut unnötig fettiger machen und so neue Unreinheiten hervorrufen.

So geht Einkaufen für gesunde Haut

Jetzt, wo du viel über die Nahrung und ihre Inhaltsstoffe gelernt hast, wird es Zeit, dein neues Wissen in die Tat umzusetzen. Und die ersten Schritte zu einer gesunden Ernährung beginnen schon im Supermarkt.

Die Grundregel für eine gesunde, hautfreundliche Ernährung ist folgende: Möglichst frisch kochen und so wenig Fertigprodukte wie möglich essen. Keine Sorge: Natürlich musst du nicht ganz auf deine Lieblingschips oder Süßigkeiten verzichten, denn die Dosis macht bekanntlich das Gift. Später besprechen wir aber als gute Alternative zu den normalen, »ungesunden« Snacks und Süßigkeiten leckere Lebensmittel, die gar nicht so schwer herzustellen sind, wie man am Anfang vielleicht denken mag.

Aber zurück zum Einkauf: Was sollte man einkaufen, um sich richtig und gesund zu ernähren?

In erster Linie stehen natürlich Obst und Gemüse auf dem Einkaufszettel, denn sie enthalten reichlich wertvolle Vitamine und Mineralien. An Obst sollte man täglich mindestens ein bis zwei Portionen essen, gerne auch zwischendurch als Snacks. Eine Handvoll Obst reicht da vollkommen aus. Verzichte aber auf gezuckerte Obstkonserven oder Obstmus, denn sie enthalten oft deutlich zu viel ungesunden Zucker, der auch schlecht für die Haut sein kann.

An Gemüse kann man eigentlich kaum zu viel haben. Pro Tag sollte man aber mindestens etwa zwei bis drei Hände voll Gemüse essen. Gemüse ist auch ein wunderbarer Weg, die tägliche Proteindosis zu bekommen, denn besonders Linsen, Erbsen und Bohnen sind reich an pflanzlichen Proteinen.

Kommen wir nun zu Fetten und Ölen. Ob zum Kochen oder für den Salat, um Öle kommt man nicht herum – und das ist auch gut so. Denn besonders Lein-, Oliven- und Walnussöl schmecken nicht nur gut, sondern sind auch Quellen für gesunde, ungesättigte Fettsäuren. Deutlich mehr als zwei Esslöffel pro Tag solltest du aber nicht zu dir nehmen, denn jedes Öl enthalt auch gesättigte Fettsäuren, die im Übermaß schlecht für die Haut sind. Verzichte auch möglichst auf Schmalz, Mayonnaise, Sonnenblumenöl oder andere, stark verarbeitete Fette und Öle. Sie enthalten nämlich gesättigte Fettsäuren und Cholesterin im Übermaß und sind auf Dauer nicht gut für den Körper.

Auf dem Speiseplan vieler Deutscher steht noch immer jeden Tag Fleisch. Aber der tägliche Proteinbedarf kann auch problemlos mit pflanzlichen Proteinen gedeckt werden. Vielmehr ist Fleisch im Übermaß sogar gesundheitsschädlich und auch schlecht für die Haut. Pro Woche sollte man deshalb nur etwa zwei bis drei Mal Fisch oder Fleisch essen. Besonders helles Fleisch wie Geflügel ist eine gesunde Alternative zu fettigem Schweine- oder Rindfleisch. Auch Fisch und Meeresfrüchte liefern nicht nur Proteine, sondern auch wertvolle ungesättigte Fettsäuren wie Omega 3 und sind gut für Körper und Haut.

Auch auf andere Tierprodukte sollte man möglichst verzichten. Zwar sind Eier gute Proteinquellen, man sollte aber pro Woche nicht mehr als etwa drei Eier essen.[23] Besonders Milch steht im Verdacht, Akne auszulösen oder zu verstärken.[24] Deshalb sollte man nach Möglichkeit lieber zu Milchersatz wie Hafer-, Mandel- oder Kokosmilch greifen.

Ein Großteil der täglich benötigten Energie sollte man über Kohlenhydrate aufnehmen. Komplexe Kohlenhydrate beziehungsweise komplexe Zucker sind deutlich gesünder als einfache und halten noch dazu länger satt. Auch hier gilt: Man sollte lieber auf stark verarbeitete Produkte wie Pommes, Weizenbrot oder -nudeln, Milchbrötchen und Fertigprodukte verzichten. Stattdessen lohnt sich der Griff zu beispielsweise Vollkornnudeln und -brot, Kartoffeln, Reis oder Haferflocken. Sie halten länger satt als normale Fertigprodukte und schmecken auch deutlich besser.

Für den kleinen Hunger zwischendurch sind neben Obst und Gemüse auch Nüsse und Samen eine gute Alternative zu fettigen Chips und Süßigkeiten. Neben Proteinen beinhalten Nüsse wertvolle ungesättigte Fettsäuren und sind generell sehr reich an Nährstoffen.

Kommen wir zu guter Letzt zu den Getränken: Pro Tag sollte man idealerweise etwa zwei Liter Wasser trinken, das ist auch für eine gesunde Haut sehr wichtig. Manchmal fällt es aber schwer, täglich nichts anderes als Wasser zu trinken. Gesunde Alternativen sind deshalb ungezuckerter Tee jeder Art; auch ein Glas frischer Fruchtsaft am

Morgen ist gut für den Körper. Verzichten sollte man hingegen auf Softdrinks und fertige, nicht frische Fruchtsäfte. Diese enthalten oft viel zu viel Zucker. Auch Kaffee und Alkohol sollte man nur in Maßen trinken, weil beide sich auch eher schlecht auf das Hautbild auswirken können. Aber kommen wir endlich zum besten Teil: dem Essen!

Leckere und gesunde Rezepte für jeden Tag

Für Frühstück, Mittagessen und Abendbrot lassen sich mit abwechslungsreichen Rezepten leckere und gesunde Mahlzeiten zubereiten. Hier findest du ein paar Vorschläge dafür.

Rezepte für einen guten Start in den Tag

»Das Frühstück ist die wichtigste Mahlzeit des Tages«; diesen Spruch kennt sicherlich jeder. Ein gutes und gesundes Frühstück soll nicht nur gut schmecken, sondern uns auch für einige Stunden satt halten, damit man gut in den Tag starten kann. Hier findest du ein paar Rezepte für ein Frühstück, mit denen du genau das schaffst.

Bircher Müsli

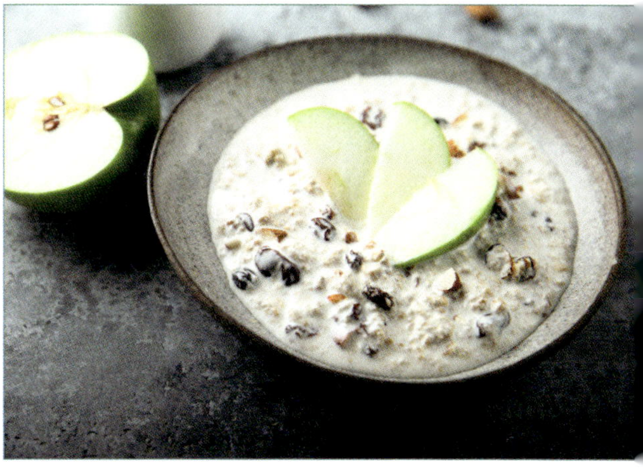

Zutaten

- 1½ Tassen Haferflocken
- 1½ Tassen Milch (vorzugsweise Hafermilch)
- ½ Tasse Mandeln
- 1–2 Teelöffel Honig
- 1 frischer, zerkleinerter Apfel
- ½ Tasse Rosinen

- 1 Tasse Kokosnuss- oder Haferjoghurt
- ½ Teelöffel Zimt
- Samen, Nüsse, Früchte oder andere Toppings nach Wahl

Zubereitung

Vermische die Haferflocken mit Hafermilch, Joghurt, Mandeln, Rosinen und dem Zimt. Danach stellst du die Schüssel für eine Nacht in den Kühlschrank. Am nächsten Morgen kommen Honig, der Apfel, noch etwas Honig und Toppings deiner Wahl hinzu. Gut eignen sich zum Beispiel andere Früchte, Chiasamen oder Nüsse. Fertig ist dein gesundes und sättigendes Frühstück, das nicht nur gut schmeckt, sondern auch entzündungshemmende Stoffe beinhaltet, die hilfreich gegen Akne sind.

Granola Müsli

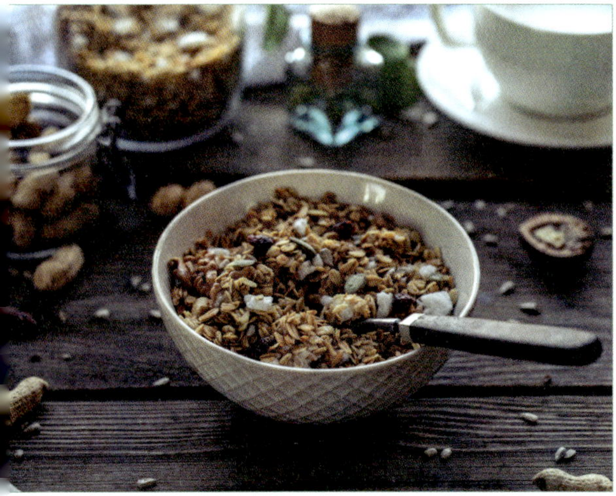

Zutaten

- 300 g Haferflocken
- 5–6 Esslöffel Kokos-, Walnuss-, Lein- oder Olivenöl
- 100 g beliebige Nüsse, klein gehackt
- Cranberries, Rosinen oder andere getrocknete Früchte
- 40 ml flüssige natürliche Süßstoffe, wie Honig, Ahornsirup oder Agavendicksaft
- 1½ Teelöffel Zimt

Zubereitung

Heize den Backofen auf etwa 160 Grad vor (Elektroherd etwa 170 Grad). Vermische die Nüsse mit den Haferflocken und den trockenen Früchten in einer großen Auflaufform. Anschließend wird das Öl mit einem flüssigen Süßstoff und Zimt in einem Topf erwärmt, gut verrührt und in die Form mit den Haferflocken gegeben. Dann kannst du das Ganze gut vermischen und für etwa 1 bis 15 Minuten im Ofen backen, bis es schön goldbraun wird. Lass das fertige Granola abkühlen und fülle es dann in einen verschließbaren Behälter. Fertig ist dein gesundes Frühstücksmüsli für die nächsten Tage.

Am besten schmeckt das Granola Müsli mit Hafermilch oder Jogurt. Natürlich kannst du das Rezept auch beliebig abwandeln, denn ins Granola Müsli passen neben verschiedenen Nüssen auch Kerne und Samen.

Falls du nicht backen möchtest, gibt es bereits zubereitetes Granola, das eine gute Alternative darstellt. Achte hierbei jedoch auf einen nicht zu hohen Zuckergehalt.

Belegtes Brot mit Avocado und Gemüsebeilage

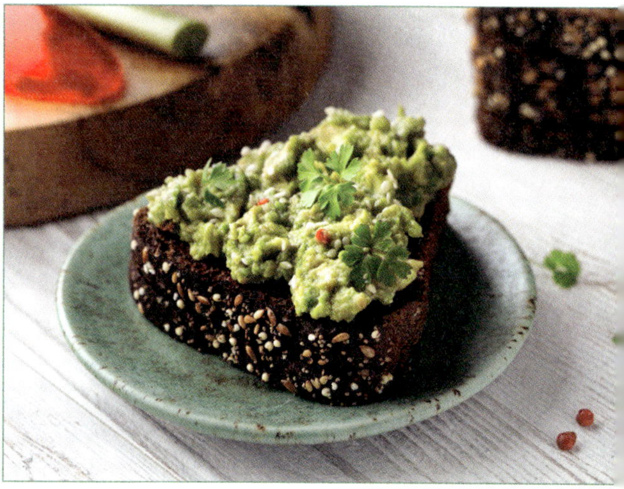

Zutaten

- Brot, vorzugweise Vollkorn-, Chia-, Dinkel- oder Roggenbrot
- ½ Avocado
- Salz
- Pfeffer
- 250 g beliebiges Gemüse
- Nach Bedarf auch Zitronensaft

Zubereitung

Wer statt Müsli lieber Brot zum Frühstück isst, hat mit einem belegten Brot mit Avocado eine gesunde und leckere Alternative zu normalem Brotaufstrich. Auch die Zubereitung ist schnell und unkompliziert: Einfach die Avocado entweder schälen oder halbieren, den Kern entfernen und das Fruchtfleisch in Scheiben schneiden. Die Scheiben kannst du dann entweder ganz auf dem Brot essen oder sie noch wie einen Aufstrich auftragen. Dazu kommen dann noch Pfeffer, Salz und nach Belieben Zitronensaft, schon ist das Brot fertig. Passend dazu kann man noch verschiedenes Gemüse, zum Beispiel Paprika, Tomaten oder Gurken waschen, klein schneiden und als passende Beilage essen. Dieses Frühstück ist reich an wertvollen Vitaminen, komplexen Kohlenhydraten und guten ungesättigten Fettsäuren.

Passend dazu kann man beim Frühstück auch jederzeit ein Glas frisch gepressten Orangensaft trinken. Der schmeckt nicht nur gut, sondern ist auch eine wunderbare Quelle für Vitamin C, was unter anderem auch bei Akne entzündungslindernd wirkt.

Frische Mittagsrezepte

Energiereich, leicht verdaulich, reich an Vitalstoffen und noch dazu lecker – so soll ein gutes Mittagessen sein. Kein Problem, diese Rezepte liefern alles, was du brauchst: Komplexe Kohlenhydrate, die lange satt halten, ungesättigte Fettsäuren, die gut für den gesamten Körper sind, und ausreichend Proteine sind natürlich auch dabei.

Leichte Fischpfanne mit Reis oder Nudeln (2 Portionen)

Zutaten

- 2 Fischfilets nach Wahl
- 100 g Garnelen
- 1 Zwiebel
- 1 Stange Lauch
- 200 g klein geschnittene Tomaten
- 1 Esslöffel Oliven-, Walnuss- oder Leinöl
- 100 ml Milch, vorzugsweise Hafermilch
- einige Stiele Dill
- Petersilie
- Zitrone bei Bedarf
- Salz und Pfeffer
- 120 g Vollkornreis oder 240 g Vollkornnudeln

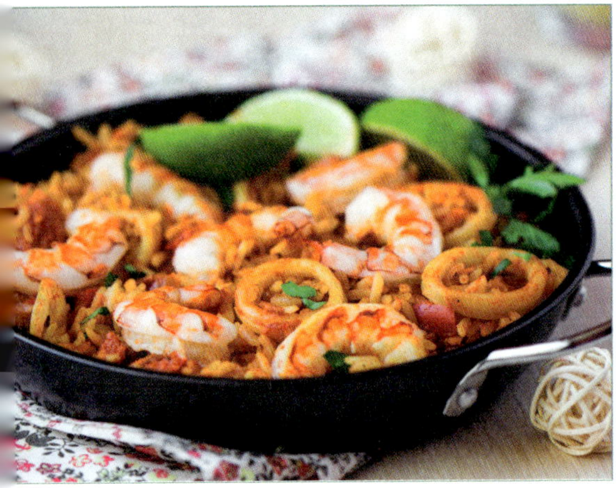

Zubereitung

Zuerst wird der Fisch mit Wasser abgespült, in Stücke geschnitten und mit frischem Zitronensaft mariniert. Die Garnelen werden geschält und auch gewaschen. Dann den Lauch und die Zwiebeln säubern, schneiden und in einem Topf mit etwas Öl anschwitzen. Währenddessen die Tomaten waschen, klein hacken und mit Hafermilch in einer großen Pfanne zum Köcheln bringen. Sobald die Zwiebeln glasig sind, gibst du sie mit dem Lauch zusammen in die Pfanne. Das Ganze schmeckst du dann noch mit Salz, Pfeffer und Gewürzen deiner Wahl ab und bringst es zum Kochen. Nach zehn Minuten kannst du den Fisch hinzugeben und das Ganze nochmal etwa zehn Minuten kochen lassen. In der Zeit bereitest du eine Beilage nach Wahl zu: Besonders Vollkornreis und Vollkornnudeln beinhalten viele gute Kohlenhydrate und passen nebenbei noch wunderbar zum Fisch.

Sobald der Fisch fast gar ist, gibst du die Garnelen, etwas gehackte Petersilie und Dill hinzu. Jetzt muss man noch kurz warten, bis der Fisch und die Garnelen gar sind, und fertig ist deine leckere Fischpfanne.

In diesem Rezept steckt wirklich alles drin, was dein Körper braucht. Der Fisch liefert genügend Proteine und ungesättigte Fettsäuren, Vollkornbeilagen schaffen genug Energiereserven für den restlichen Tag und das Gemüse liefert wichtige Vitamine und Nährstoffe. Auch die Haut profitiert auf Dauer von einer solch ausgewogenen Ernährung.

Gemüseeintopf mit Gartenkräutern (2 Portionen)

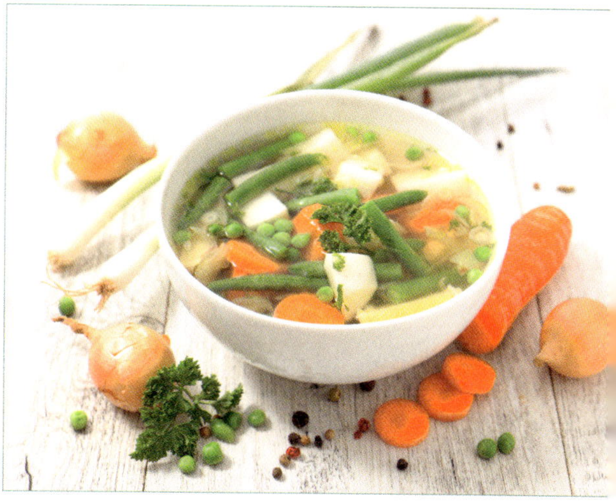

Zutaten

- 0,7 l vegetarische Gemüsebrühe
- 200 g Erbsen
- 200 g grüne Bohnen
- 200 g Rosenkohl
- 200 g Möhren
- 2 Kartoffeln
- ½ Zwiebel
- ½ Stange Lauch
- ½ Kohlrabi
- ½ Esslöffel Öl (Oliven-, Lein-, oder Walnussöl)
- Salz
- Pfeffer
- Beliebige Kräuter

Zubereitung

Zur Vorbereitung solltest du das ganze Gemüse ordentlich waschen und von jeglichem Schmutz befreien. Dann schälst du die Kartoffeln und schneidest das komplette Gemüse in mundgerechte Stücke; Zwiebeln und Lauch zerkleinerst du am besten. In einem großen Topf dünstest du die Zwiebeln mit etwas Öl an und gibst nach kurzer Zeit Kartoffeln, Möhren, Kohlrabi und Lauch hinzu, um alles kurz mit etwas Öl anzuschwitzen. Dann wird der Topf mit ausreichend Gemüsebrühe aufgefüllt und das Ganze wird etwa 15 Minuten köcheln gelassen. Damit sie nicht verkochen, gibst du Rosenkohl, Bohnen und Erbsen nicht direkt hinzu. Rosenkohl sollte etwa zehn Minuten mitkochen, Bohnen etwa acht Minuten, und die Erbsen solltest du erst kurz vor Schluss hinzugeben.

Zu guter Letzt kannst du den Eintopf ganz nach deinem Geschmack mit Salz, Pfeffer und beliebigen Gartenkräutern abschmecken.

Im Kühlschrank hält sich der Eintopf bis zu drei Tage, deshalb kannst du ihn an einem ruhigen Tag wunderbar für die nächsten Tage vorkochen. Er enthält neben wichtigen Vitaminen auch viele pflanzliche Proteine, die hauptsächlich in Bohnen und Erbsen stecken.

Selbstverständlich sind auch viele andere Sorten von Eintöpfen eine gesunde und nährstoffreiche Mahlzeit. Dazu zählen unter anderem auch Kartoffeleintopf, Hühnersuppe und viele weitere Sorten. Suppen und Eintöpfe sind wunderbare Gerichte für einen gesunden Körper und eine gesunde Haut.

Leichte Abendrezepte

Nach erledigter Arbeit ist der Hunger oft groß, also muss etwas Nahrhaftes her. Diese Rezepte geben dem Körper wieder genug Energie zurück und liegen über Nacht nicht zu schwer im Magen, damit du gut schlafen und dich erholen kannst.

Salat mit Brokkoli und Thunfisch (2 Portionen)

Zutaten

- 1 Dose Thunfisch (etwa 130 g)
- 250 g Brokkoli
- 1 Möhre
- 1 Apfel
- 30 g Öl (am besten Oliven-, Leinsamen- oder Walnussöl)
- 20 g Obst- oder Balsam-Essig
- 1 Teelöffel Honig
- 1 Teelöffel Salz und Pfeffer (jeweils)
- 30 g Pinien-, Sonnenblumen-, Kürbiskerne oder Samen

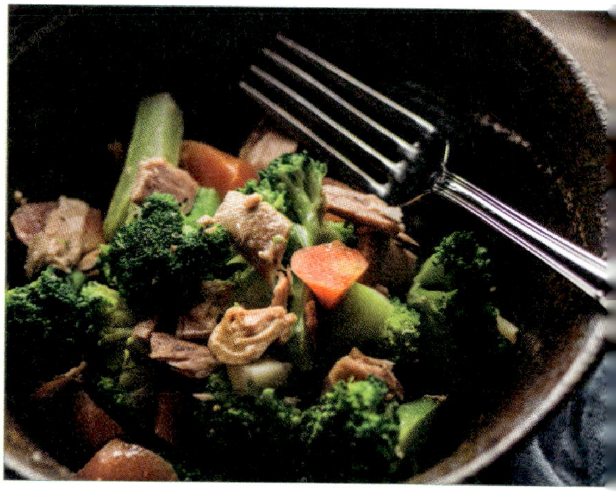

Zubereitung:

Das Obst und Gemüse gründlich waschen und beliebig klein schneiden. Den Brokkoli in Röschen teilen und für 2 bis 3 Minuten in 100 Milliliter kochendem Wasser erhitzen. Dann wird der Brokkoli in ein Sieb abgegossen und das Kochwasser aufgefangen, denn du brauchst es gleich noch für ein leckeres Dressing. Jetzt werden das Obst und Gemüse in einer großen Salatschüssel vermischt und der Thunfisch nach dem Abtropfen hinzugegeben. Vermische für das Dressing einen Esslöffel des Kochwassers mit Öl, Essig, Honig, Salz und Pfeffer und gebe das Ganze über den Salat. Als Toppings kommen noch Pinienkerne oder andere Samen und Nüsse dazu.

Solch einen Salat kannst du auch wunderbar unterwegs mitnehmen; dazu bereitest du ihn einfach am Vorabend zu und lässt ihn über Nacht im Kühlschrank stehen. Denn auch kalt schmeckt der Salat sehr lecker.

Gemüse-Reis-Pfanne mit Hähnchen (2 Portionen)

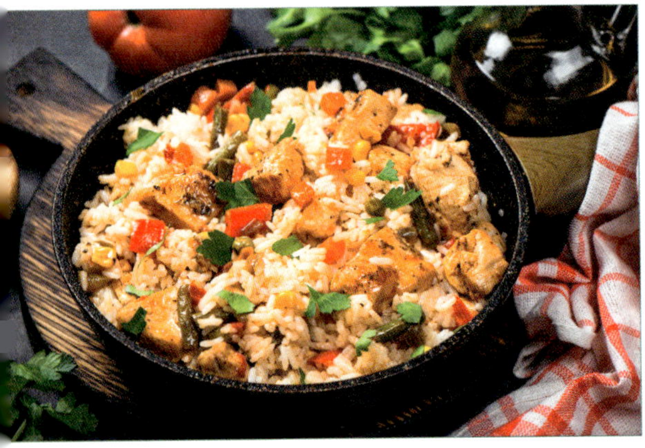

Zutaten

- 300 g Hähnchenbrustfilet
- 140 g Vollkorn- oder Wildreis
- 1 Zucchini
- 1 Paprika
- 1–2 Teelöffel Kurkuma
- 1 Esslöffel Kokosfett oder Öl
- Salz
- Pfeffer

Zubereitung

Zuerst solltest du den Reis nach Packungsangabe in etwas Wasser garen. Währenddessen wäschst du die Paprika und Zucchini, spülst das Hähnchenbrustfilet mit Wasser ab und tupfst es trocken. Dann entkernst du die Paprika und schneidest diese und die Zucchini in Scheiben. Im Anschluss schneidest du das Hähnchen in mundgerechte Stücke und erhitzt danach das Kokosfett oder Öl in einer Pfanne. Dann gibst du das Hähnchenfleisch in die Pfanne und brätst es unter gelegentlichem Umrühren so an, dass es leicht gebräunt ist. Jetzt gibst du das Hähnchen in eine kleine Schüssel oder auf einen Teller und stellst es kurz zur Seite. Denn jetzt wird das Gemüse für etwa vier Minuten in der Pfanne gegart, bis der Reis fertig ist. Nun gibst du den fertigen Reis und die Hähnchenstücke zum Gemüse in die Pfanne und erhitzt alles nochmal gemeinsam. Zu guter Letzt kannst du das Gericht je nach Geschmack mit Kurkuma, Salz und Pfeffer abschmecken und schon ist dein leichtes, nahrhaftes Abendessen fertig.

Snacks und Getränke, die auch die Haut mag

Auch für den kleinen Hunger und Durst zwischendurch gibt es viele gesunde Alternativen zu fettreichen Chips oder zuckerhaltigen Softdrinks. Mit wenig Aufwand sind diese Snacks und Getränke schnell zubereitet. Sie sind nicht nur gesund für die Haut, sondern auch für die anderen Organe, denn sie enthalten zahlreiche Nährstoffe und schmecken außerdem noch erfrischend gut.

Rote-Beeren-Smoothie mit Variationen

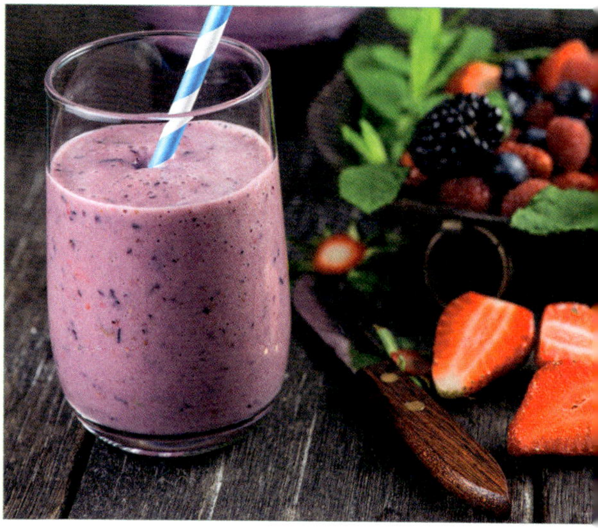

Zutaten

- 200 g frische oder tiefgefrorene rote Beeren (etwa Himbeeren, Heidelbeeren)
- 100 ml Hafermilch
- 50 ml Naturjoghurt
- Ein Schluck frischer Orangensaft oder Wasser
- Zimt nach Bedarf

Zubereitung

Smoothies sind ein wunderbarer Snack oder ein leckeres Getränk für zwischendurch. Du gibst einfach beliebig viele rote Beeren mit Flüssigkeiten wie Wasser, frischen Säften oder Hafermilch in einen Mixer und schon ist deine gesunde Zwischenmahlzeit fertig.

Das Schöne an Smoothies ist, dass sie nicht nur sehr schnell und einfach zubereitet sind, sondern man auch nach Lust und Laune seine eigenen Rezepte kreieren kann. Wenn du es beispielsweise lieber cremig magst, dann wird es dir sicher gefallen, ein paar Stücke Banane oder etwas Joghurt in den Smoothie zu geben. Auch Gewürze wie Zimt oder Vanillepulver geben deinem Smoothie einen ganz eigenen Geschmack, am besten probierst du es einfach selbst aus!

Das großartige an roten Smoothies ist, dass die roten Beeren besonders viele nützliche Inhaltsstoffe haben. Himbeeren zum Beispiel enthalten sehr viele Antioxidantien, die die Zellen unserer Haut vor Schäden und Entzündungen schützen. Sie sind deshalb ein hilfreiches Nahrungsmittel bei Akne.

Grüner Smoothie

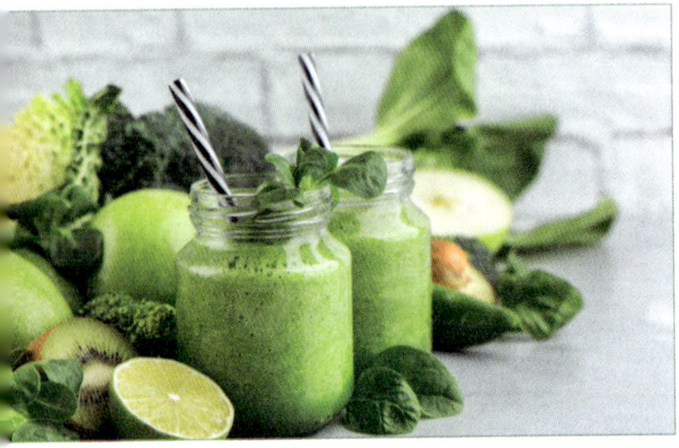

Zutaten

- 1 grüner Apfel
- 1 Handvoll Blattspinat
- ½ Avocado
- ¼ Salatgurke
- 1 Esslöffel Leinsamen
- Frischer Saft von einer Limette oder ein Ingwer Shot mit Limette und Minze

Zubereitung

Für grüne Smoothies gilt das Gleiche wie für rote Smoothies: Es gibt fast unendlich viele Möglichkeiten, seinen eigenen Smoothie zu erstellen. Wichtig ist natürlich, dass Obst und Gemüse immer gründlich gewaschen, entkernt und zerkleinert werden, weil der Mixer sonst beschädigt werden kann (besonders bei Avocados).

In einem grünen Smoothie ist besonders Spinat sehr beliebt. Denn Spinat enthält neben Mineralstoffen wie Eisen und Zink auch viele wichtige Vitamine wie Vitamin A, B und C. Die Inhaltsstoffe von Spinat sind nicht nur für den gesamten Körper, sondern auch für eine gesunde und reine Haut sehr wichtig.

Fruchteis (2 Portionen)

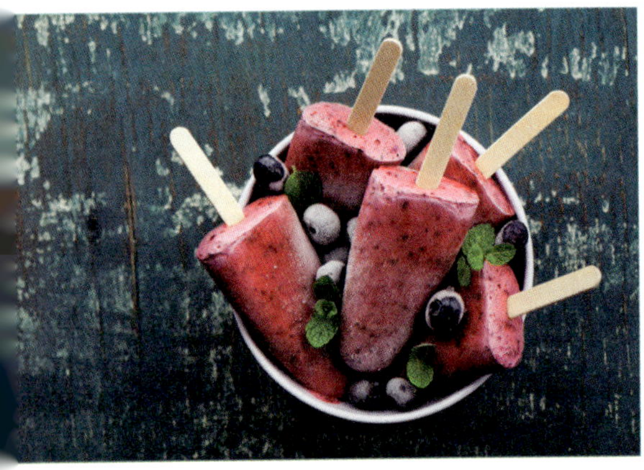

Zutaten

- 20 g brauner Zucker
- 150 g Tiefkühlfrüchte
- 100 g Natur- oder veganer Joghurt

Zubereitung

Wer besonders im Sommer gerne Eis mag und trotzdem auf seine Haut achten will, der sollte sein Eis am besten einfach selbst herstellen. Denn in normalem Eis von der Eisdiele oder aus dem Supermarkt steckt oft sehr viel Zucker, der im Übermaß schlecht für die Haut sein kann. Zwar benutzen wir für unser Eis auch Zucker, aber der Vorteil ist, dass wir selbst entscheiden können, wie viel davon wir in unserem Eis haben wollen. Außerdem wissen wir bei selbstgemachtem Eis, was wirklich drinsteckt.

Eis selbst herzustellen ist auch gar nicht so schwierig, wie man vielleicht denkt. Zuerst wird der braune Zucker pulverisiert oder gemahlen, so kann er sich im späteren Eis schön gleichmäßig verteilen. Dann gibst du, fast wie bei Smoothies, das Tiefkühlobst mit Joghurt und den pulverisierten Zucker in den Mixer und das Ganze danach in Eisformen oder auch einfach Gläser. Diese kommen dann für ein paar Stunden ins Tiefkühlfach und schon ist das selbstgemachte Eis fertig.

Dinkel-Tortillas (2 Stück)

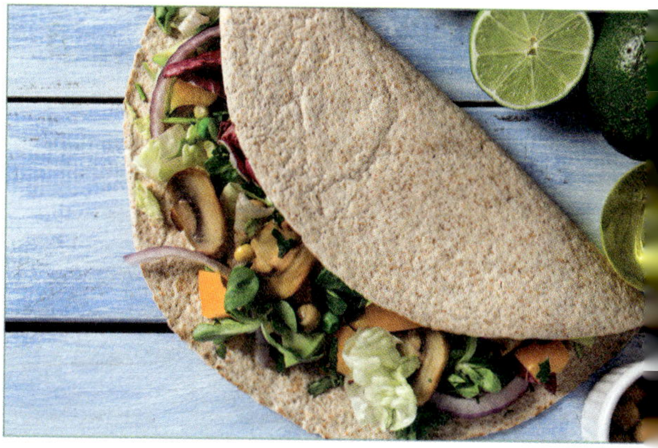

Zutaten

- 40 ml Wasser
- 90 g Dinkelmehl
- 1 Teelöffel Leinsamen
- 1 Esslöffel Olivenöl
- 1 Prise Salz

Zubereitung

Dinkel-Tortillas sind eine gesunde Alternative zu normalen Weizenmehl-Tortillas und können wunderbar für Wraps benutzt werden. Dinkelmehl enthält viele komplexe Kohlenhydrate, die dem Körper lange Energie liefern.

Knete alle Zutaten zu einem gleichmäßigen Teig und teile diesen dann in zwei Hälften. Die Hälften legst du nun zwischen zwei Blätter Backpapier oder Frischhaltefolie und rollst sie zu dünnen gleichmäßigen Teigfladen aus. Diese kommen ohne Öl in die Pfanne, bis sie braun gebacken sind. Die fertigen Tortillas kannst du nach Belieben belegen und mit ihnen leckere und gesunde Wraps machen – idealerweise mit Gemüse und weiteren Zutaten, die möglichst viele der Nährstoffe beinhalten, die deiner Haut guttun (Anregungen findest du ab Seite 110 »Die richtige Ernährung bei Akne«).

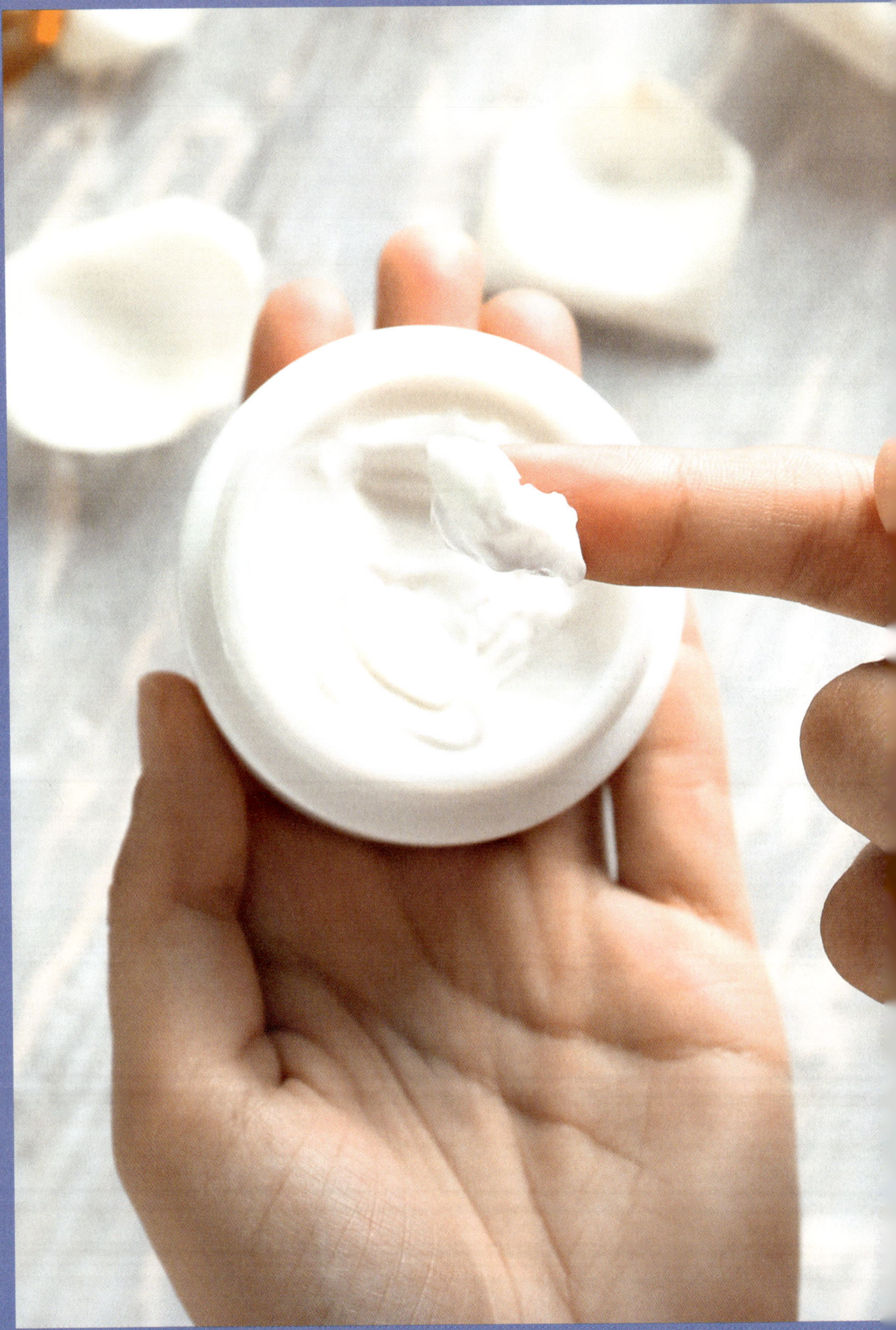

5

Die richtige Hautpflege und ein gesunder Lifestyle gegen Akne

Räumen wir erstmal mit einem bekannten Vorurteil auf: Akne ist kein Zeichen von mangelnder Hygiene. Vielmehr gibt es eine ganze Reihe von unterschiedlichen Faktoren, die Akne begünstigen oder sogar verschlimmern können. Dazu zählen neben den bekannten Ursachen wie Hormonschwankungen in der Pubertät oder ungesundem Essverhalten noch viele andere Dinge: Auch der Lebensstil und die mentale Gesundheit rücken immer mehr in den Fokus der Akneforschung.

Wie das Verhalten die Haut beeinflusst

Vielleicht erinnerst du dich im Zusammenhang mit psychischen Faktoren noch an die *Acné excoriée des jeunes filles* (oder auch Skin Picking Disorder), die am Ende von Kapitel 2 besprochen wurde (Seite 68). Bei der Skin-Picking-Pisorder neigen Betroffene besonders bei Stress dazu, an ihren Hautunreinheiten zu kratzen oder sie anders zu manipulieren. Dadurch verschlechtert sich das Hautbild zunehmend und ähnelt manchmal sogar einer schweren Akne. Es handelt sich hierbei häufig mehr um eine psychische Erkrankung als eine ausgeprägte Hautkrankheit, dennoch kann man hier eindrücklich sehen, welche Auswirkungen Stress und Belastungen auf die Haut haben können.

Auch ohne Skin Picking Disorder neigen manche Menschen bei Belastung oder Stress dazu, Hautunreinheiten oder Akne zu entwickeln. Eine bestehende Akne kann durch dauerhaften Stress regelrecht aufblühen. Auch Rauchen und übermäßiger Alkoholkonsum werden immer häufiger mit Akne und Hautunreinheiten in Verbindung gebracht. Denn alles, was dem Körper oder der Psyche schadet, kann sich auch auf der Haut bemerkbar machen.

Wer unter Akne leidet, profitiert deshalb gleich doppelt von einem gesünderen Lebensstil. Nicht nur der Körper wird dadurch gestärkt, sondern auch die Haut wird deutlich widerstandsfähiger und ist besser gegen Unreinheiten geschützt. Neben gesunder Ernährung gehören auch ausreichend Entspannung, regelmäßige Bewegung und Sport zu einem gesunden Lebensstil. Wusstest du beispielsweise, dass Schwitzen beim Sport die Haut von innen heraus reinigen kann, wenn man einige Tipps beachtet? Wie genau deine Haut von einem gesunden Lebensstil profitieren kann und was du im Alltag beachten solltest, besprechen wir am Ende des Kapitels.

Zuerst einmal geht es aber um das wahrscheinlich wichtigste Thema, wenn man eine Akne behandeln will: die passende Pflege.

Es ist jedoch gar nicht so einfach, die passende Pflege bei Akne zu finden. Man muss sich nur einmal in einer Drogerie umschauen und findet dort schnell etliche

Produkte, die damit werben, bei Akne verlässlich und schnell Abhilfe zu schaffen. So viel jedoch schon einmal vorab: Nur die wenigsten dieser Produkte halten wirklich, was sie versprechen. Häufig enthalten die Produkte keine geeigneten Inhaltsstoffe oder diese sind entweder zu niedrig oder viel zu hoch dosiert. Nicht selten können zu hoch dosierte Pflegeprodukte die ohnehin schon empfindliche Haut zusätzlich reizen und die Akne noch verschlimmern. Nicht nur die Inhaltsstoffe, sondern auch die Konsistenz von Pflegeprodukten spielt für die Behandlung der Akne eine wichtige Rolle. Die Auswahl wird jedoch immer größer: Cremes, Salben, Gels, Lotionen, sogar Schaum und noch viele andere Arten gibt es mittlerweile. Alle von ihnen haben ihre jeweiligen Vorteile, die man sich für die Therapie der Akne zunutze machen kann, aber auch Nachteile.

Um bei Akne die richtige Pflege finden zu können, sollte man zuerst einmal verstehen, wie Pflegeprodukte aufgebaut sind, welche Inhaltsstoffe es gibt und wie sie wirken. Bevor wir uns einer guten Pflegeroutine bei Akne widmen, werden wir zuerst einmal das Basiswissen zu Kosmetika besprechen. Das scheint zwar im ersten Moment kompliziert, ist aber gar nicht so schwierig, wie man vielleicht denken mag. Denn im Laufe des Kapitels wirst du sogar erfahren, wie du deine eigene Creme herstellen kannst, die du dann in deine tägliche Routine einbringen kannst.

Die richtige Pflege bei Akne

Bevor wir uns damit beschäftigen, welche Produkte zur Hautpflege bei Akne günstig sind, geht es erst einmal um die Grundlagen. Aus welchen Substanzen bestehen solche Produkte überhaupt? Welche Inhaltsstoffe in Cremes, Lotionen und anderen Produkten sind bei Akne geeignet und welche nicht?

Hast du dir schon einmal Gedanken darüber gemacht, was eigentlich in den Cremes ist, mit denen wir uns täglich eincremen?

In der Medizin werden alle Produkte, die von außen auf die Haut aufgetragen werden, als Externa (bedeutet auf Lateinisch so viel wie »von außen«) bezeichnet. Das Gegenstück sind sogenannte Interna (auf Lateinisch etwa »von innen«). Interna können beispielsweise Tabletten sein, aber auch die Vitamine in der Ernährung sind in gewisser Weise Interna. Heutzutage gibt es eine Vielzahl von verschiedenen Externa, dazu zählen zum Beispiel Cremes, Salben, Milche, Lotionen, Seren oder Schaum. Wenn man sich diese verschiedenen Pflegeprodukte anschaut, fällt zuerst die Löslichkeit auf. Die Stoffe können zähflüssig wie Cremes, wässrig wie Lotionen oder sogar luftig wie Schaum sei. Der Löslichkeit sind scheinbar kaum Grenzen gesetzt.

Bei Hautpflegeprodukten geht es für die meisten in erster Linie nicht um die Löslichkeit, sondern um die Inhaltsstoffe. Besonders hier ist Vorsicht geboten, denn manche Inhaltsstoffe können eine bestehende Akne sogar verschlimmern, man nennt sie dann *komedogen* (»Komedonen auslösend«). Was man von guten Pflegeprodukten gegen Akne erwartet, sind aber natürlich nicht-komedogene Inhaltsstoffe. Diese Stoffe können eine Akne sogar verbessern, indem sie beispielsweise Entzündungen hemmen oder die Talgproduktion mindern. Die richtigen Inhaltsstoffe gegen Akne besprechen wir später, wenn es um die Hautpflege im Detail geht.

Das Salbendreieck

Um verstehen zu können, wie Pflegeprodukte eigentlich aufgebaut sind und woher die große Variation bei ihrer Löslichkeit kommt, ist das sogenannte Salbendreieck hilfreich. Denn der Aufbau von Cremes und anderen Pflegemitteln ist gar nicht so kompliziert, wie man vielleicht denken mag. Sie alle bestehen grundsätzlich aus zwei von drei verschiedenen Komponenten: Fette, Feststoffe und Wasser. Das Entscheidende für die Konsistenz ist nun das jeweilige Verhältnis der Grundstoffe (Abbildung Seite 139).

Man kennt es sicher von der eigenen Hautpflege: Eher dickflüssige Cremes und Salben hinterlassen meist einen Fettfilm, der für einige Minuten spürbar ist, bevor er in die Haut einzieht. Lotionen oder Gels hingegen sind im Vergleich sehr flüssig und hinterlassen selten einen merkbaren Fettfilm.

Greifen wir das Beispiel der Salbe noch einmal auf: Salben sind Emulsionen (Gemische), bei denen ein kleiner Teil Wasser in einem großen Teil Fett beziehungsweise Öl gelöst ist (eine sogenannte Wasser-in-Öl-Mischung). Sie enthalten also besonders viel Fett und sind deshalb gut für trockene Haut geeignet. Aber Vorsicht bei

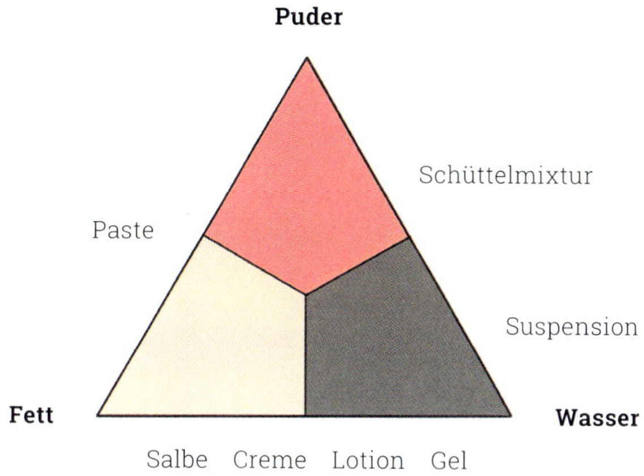

Das Salbendreieck: Pflegeprodukte bestehen aus den drei Komponenten Fett, Feststoffe (Puder) und Wasser in unterschiedlichen Anteilen. Je nach dem Mischungsverhältnis entsteht eine Salbe, Creme, Lotion, Paste oder ein Gel.

Akne: Der hohe Fettanteil kann die Poren verstopfen und zu noch mehr Hautunreinheiten führen. Da Fett ein guter Nährstoff für Bakterien ist, können die bakteriellen Entzündungen bei einer Akne durch zu viel fettige Hautpflege noch weiter verschlimmert werden.

Bei Lotionen und Gelen hingegen ist ein kleiner Teil Fett oder Öl in einem großen Anteil Wasser gelöst. Der hohe Gehalt an Wasser kühlt die Haut und besonders der oft zugesetzte Alkohol wirkt zusätzlich desinfizierend, wodurch Bakterien abgetötet werden und Entzündungen zum Teil gelindert werden können. Die wässrigen Emulsionen spenden zwar Feuchtigkeit an die Haut, trocknen sie aber bei längerem Gebrauch auf Dauer aus.

Feste Pflegeprodukte wie Puder sind in der Lage, Hautsekrete wie Schweiß aufzusaugen und die Haut so in gewissem Maße zu reinigen. Sie saugen jedoch auch das Wasser aus der Haut und trocknen sie aus, deshalb sollte man sie bei sehr trockener Haut auf keinen Fall benutzen.

Aber eigentlich lassen sich doch manche Stoffe gar nicht verbinden. Wie schafft man es also, dass beispielsweise Wasser und Öl dauerhaft vermischt bleiben?

Emulgatoren sorgen für Bindung

Sicherlich kennt man es vom Kochen: Man versucht, Öl und Balsamico zu vermischen oder bereitet eine kräftige Suppe mit etwas Öl zu. Aber anstatt einer gleichmäßigen Flüssigkeit entstehen plötzlich zwei verschiedene Phasen. Der Grund dafür ist relativ einfach: Fette beziehungsweise Öle und Wasser sind chemisch sehr gegensätzliche Stoffe und stoßen sich natürlicherweise gegenseitig ab. Wenn mehr Wasser als Öl vorhanden ist, lagern sich die verschiedenen Ölteilchen zusammen und werden durch eine Grenzfläche von dem Wasser getrennt. Um die beiden Substanzen nun zu verbinden, benötigt man sogenannte Emulgatoren, auch Tenside genannt (Abbildung unten).

Emulgatoren besitzen sowohl Eigenschaften von Öl als auch von Wasser und können so zwischen den beiden vermitteln und dafür sorgen, dass sie sich deutlich besser verbinden. Im Alltag ist man ständig von Emulgatoren umgeben, auch Seife und Spülmittel sind im Grunde nichts anderes als Emulgatoren. Beim Händewaschen oder Spülen können sich die Fette auf der Haut oder dem Geschirr deutlich besser im Wasser lösen und können mit ihm weggespült werden. Auch in der Kosmetik sind Emulgatoren nicht mehr wegzudenken, denn nur mit ihnen kann man aus Öl und Wasser eine Creme machen.

Grundsätzlich unterscheidet man zwischen zwei Typen von Emulgatoren: Es gibt künstliche und natürliche Emulgatoren.

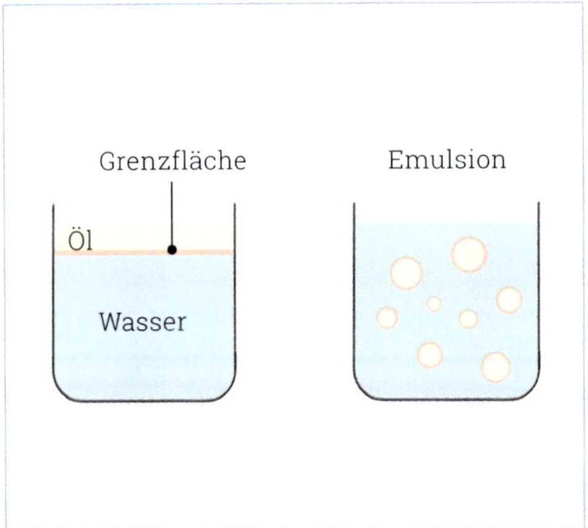

Öl und Wasser stoßen sich eigentlich ab; erst in einer Emulsion lassen sie sich mischen.

Künstliche Emulgatoren werden industriell hergestellt und sind grundsätzlich weniger aktiv pflegend (zum Beispiel durch Mineralstoffe und Vitamine) als natürliche. Denn künstliche Tenside können nicht nur die Stoffe in der Creme, sondern auch die Fette der Haut emulgieren. Dadurch werden diese wichtigen Hautfette beim nächsten Waschen abgespült und die Hautbarriere geschwächt. Die Haut wird dadurch vor allem für Erreger wie Bakterien anfälliger, wodurch auch mehr Entzündungen entstehen können. Besonders das PEG (Polyethylenglykol) oder Stoffe, die mit *-eth* enden (beispielsweise Ceteareth-15 oder Laureth-4), sind beliebte künstliche Emulgatoren.

Alternativ zu künstlichen gibt es auch natürliche Emulgatoren. Wie schon bei der Ernährung haben natürliche Produkte einige Vorteile gegenüber den industriellen. Sie verbinden die Bestandteile einer Creme genauso gut, greifen die natürlichen Hautfette in den meisten Fällen weniger stark an und schützen so die Barrierefunktion der Haut. Natürliche Emulgatoren findet man sogar in Lebensmitteln wie Honig und Eiern (Lecithin als Emulgator) oder auch in verschiedenen natürlichen Wachsen wie Bienen- oder Carnaubawachs. Neben ihrer Funktion als Emulgator haben diese Produkte auch häufig wertvolle Inhaltsstoffe, wie Vitamine. Diese gehen zusammen mit dem Emulgator in die fertige Creme ein und stärken die Haut noch zusätzlich. Der einzige Nachteil an natürlichen Emulgatoren ist, dass sie anfälliger für Bakterien sind und die entsprechenden Cremes deshalb normalerweise nicht sehr lange halten. Es gibt jedoch Möglichkeiten, Cremes länger haltbar zu machen.

Konservierungsmittel für längere Haltbarkeit

Der größte Feind von Kosmetika sind Bakterien und direktes Sonnenlicht. Gegen Sonnenlicht sind die meisten Cremes durch gute Verpackungen geschützt, aber was ist mit den Bakterien? Das Eindringen von Bakterien in die Cremes kann man kaum verhindern, denn sobald man die Kosmetika öffnet, können die Erreger schon hineingelangen. In gewissem Maße ist das auch gar nicht schlimm, aber nach einiger Zeit können zu viele Bakterien Reaktionen der Haut wie Rötungen oder Schwellungen auslösen. Besonders bei generell schon empfindlicher Haut kann eine nicht mehr haltbare Creme häufig mehr schaden als nutzen. Auch eine Akne kann durch eine Creme, die nach Ablauf des Haltbarkeitsdatums voller Bakterien ist, verstärkt oder sogar hervorgerufen werden.

Um die übermäßige Bildung von Bakterien zu verhindern und die Kosmetika haltbarer zu machen, nutzt man deshalb Konservierungsmittel. Die wohl bekanntesten Konservierungsstoffe sind die *Parabene*. Sie werden künstlich hergestellt und halten Kosmetika durch ihre antibakteriellen Eigenschaften länger frisch. Trotz ihrer guten Eigenschaften können Parabene auch einige Nachteile haben und genießen deshalb einen nicht so guten Ruf.

Inhaltsstoffe gegen Akne

Wer in der Drogerie des Vertrauens nach Mitteln gegen Akne sucht, wird auf den ersten Blick schnell fündig. Etliche Produkte versprechen schnelle Hilfe gegen die Unreinheiten, aber nur die wenigsten halten wirklich, was sie versprechen. Oft beinhalten die Produkte nicht die richtigen Inhaltsstoffe oder noch schlimmer: Sie sind zu stark dosiert und reizen die empfindliche Haut noch zusätzlich. Aber welche Inhaltsstoffe helfen wirklich gegen Akne und wie genau wirken sie? [1, 2, 3, 4]

Retinoide

Retinoide zählen zu den schweren Geschützen bei der Behandlung von Akne. Sie werden hauptsächlich vom Arzt als Medikamente gegen schwer entzündliche Formen der Akne verwendet. Denn Retinoide regulieren nicht nur die Talg- und Hornzellproduktion der Haut, sondern wirken noch dazu antibakteriell und lindern Entzündungen. Die Poren der Haut verstopfen seltener und auch die Bakterien, die teilweise schwere Entzündungen auslösen, werden durch Retinoide bekämpft; sie sind also eine gute Behandlungsmöglichkeit gegen Akne – wären da nicht die Nebenwirkungen. In hoher Dosierung können Retinoide nämlich eine empfindliche Haut noch zusätzlich reizen und schädigen, anstatt ihr zu helfen. Und ganz wichtig: Schwangere sollten unter keinen Umständen Retinoide verwenden, weil sie nachweislich die Entwicklung des Kindes stören könnten.

Glücklicherweise findet man Retinoide auch in deutlich schwächerer Dosierung von 0,05 Prozent bis maximal 0,1 Prozent in verschiedenen Pflegeprodukten. Eine längerfristige Anwendung kann die Haut nicht nur jünger erscheinen lassen, sondern auch Hautunreinheiten merklich reduzieren. Es hat sich viel geändert seit der Entdeckung des ersten Retinoids Mitte des 20. Jahrhunderts. Inzwischen gibt es ein Retinoid der vierten Generation, das Selgamis, welches ganz konkret an spezifischen Rezeptoren an der Zellmembran wirkt und somit für ausgeprägte Akneformen des Gesichts und Körpers zugelassen ist.

> Und nochmals, weil es wirklich wichtig ist: Bitte verwende keine Retinoide in der Schwangerschaft und am besten auch nicht, wenn du planst, bald schwanger zu werden.

Taste dich trotzdem langsam an die Anwendung von Retinoiden ran, denn besonders am Anfang der Behandlung können sie die Haut unter anderem für

UV-Strahlung empfindlicher machen. Deshalb ist bei Behandlung mit Retinoiden ein guter Sonnenschutz unbedingt notwendig, auch im Winter. Hier eignen sich Pflegeprodukte, die ebenso als Make-up dienen, ohne die Poren zu stopfen, wie eine getönte Tagespflege SPF 30 mit einem Sonnenschutzfaktor 30.

Bei schweren Akneformen wie *Akne conglobata*, bei der es zu stark entzündlichen Knoten und Pusteln kommt, können Retinoide als Tablette systemisch vom Hautarzt verordnet und die Therapie begonnen werden. Hier ist es wichtig zu betonen, dass die Haut sich hierunter sehr trocken anfühlen kann; der Hauttyp ändert sich meistens von Mischhaut oder fettiger Haut zu trockener Haut. Daher sollten Patienten unter Retinoid-Tabletten eine therapiebegleitende Pflege anwenden, die die Hautbarriere stärkt. Hier können Produkte wie zum Beispiel Effaclar H von La Roche Posay oder die therapiebegleitende Pflege Dermopure von Eucerin verwendet werden.

Azelainsäure

Die Azelainsäure ist ein Inhaltsstoff, der gleich mehrere Ursachen von Akne effektiv bekämpft. Zum einen wirkt sie antibakteriell und entzündungshemmend. Besonders effektiv scheint Azelainsäure gegen das *Cutibacterium acnes* zu sein, welches man häufig in Aknepickeln findet. Zudem löst Azelainsäure Ansammlungen von abgestorbenen Hornzellen auf. So wird verhindert, dass diese toten Zellen Talgdrüsen verstopfen und Mitesser bilden, die sich dann zu Pickeln entwickeln könnten. Azelainsäure kann bedenkenlos während der Schwangerschaft und Stillzeit angewendet werden. Alle diese Eigenschaften machen die Azelainsäure zu einem beliebten und weit verbreiteten Inhaltsstoff gegen Akne.

Aber auch hier ist Vorsicht mit der Dosis geboten: Azelainsäure sollte nicht übermäßig viel benutzt werden, weil auch sie die empfindliche Haut bei falscher Anwendung zusätzlich reizen kann. Im Durchschnitt reichen schon 0,5 Gramm (oder etwa ein daumenbreiter Salbenstrang) von einer Creme oder einem Gel mit 15 bis 20 Prozent Azelainsäure für das ganze Gesicht aus. Sollte deine Haut trotzdem empfindlich reagieren, reduziere auf jeden Fall die Dosis, weil du deiner Haut sonst auf Dauer mehr schadest als hilfst.[5]

Salicylsäure

Auch die Salicylsäure ist ein beliebter und wirksamer Wirkstoff bei Akne. Neben ihren antibakteriellen Eigenschaften löst sie auch abgestorbene Hautschuppen auf und kann sogar verstopfte Talgdrüsen befreien. Salicylsäure bekämpft also direkt drei der wichtigsten Faktoren für die Entstehung von Akne und Hautunreinheiten. Bestehende Pickel und Entzündungen werden durch die antibakteriellen Eigenschaften gelindert und bereits verstopfte Talgdrüsen werden daran gehindert, sich überhaupt zu Pickeln zu entwickeln. Salicylsäure ist also nicht nur bei bestehenden Unreinheiten effektiv, sondern schützt auch gewissermaßen vor neuen Pickeln.

Man kann ein- bis zweimal täglich Lösungen mit etwa ein Prozent Salicylsäure auf unreine Hautstellen mit beginnender Akne aufbringen, sodass dort ein kleiner Flüssigkeitsfilm verbleibt. Auch hier gilt aber, dass man möglichst sparsam mit Salicylsäure umgehen sollte, weil zu hohe Dosierungen die Haut reizen könnten.

Niacinamide

Niacinamide sind Abkömmlinge von Vitamin B_3 *(Niacin)* und werden in der Hautpflege bei Akne immer beliebter – und das zu Recht. Denn besonders bei empfindlicher Haut stärken sie die natürliche Hautbarriere, indem sie die Bildung von wichtigen Bestandteilen der äußeren Hautschichten fördern. Dazu gehören neben wichtigen Hautfetten auch Ceramide, die für die Hautbarriere essenziell sind. So stärken sie besonders empfindliche Haut, wie bei der Akne, und verhindern Entzündungen und störende Rötungen. Zusätzlich regulieren sie noch die Talgproduktion und senken so das Risiko für Mitesser und Pickel.

Für eine ausreichende Wirkung sollte man Konzentrationen von zwei bis fünf Prozent Niacinamide verwenden. Aber auch hier gilt: Wenn die Haut zu empfindlich auf eine hohe Dosierung oder häufige Anwendung reagiert, solltest du die Dosis so lange reduzieren, bis du keine Nebenwirkungen mehr hast.

> Wegen der stark reaktiven Wirkung sollte man Benzoylperoxid wirklich nur in stark entzündeten Bereichen und keinesfalls im kompletten Gesicht verwenden.

Benzoylperoxid ist eines der wichtigsten Medikamente in der Aknetherapie, weil es Pickel und Unreinheiten effektiv bekämpfen kann. Nach dem Auftragen auf die Haut wird der Wirkstoff schnell durch eine chemische Reaktion in Sauerstoff gespalten, was die Bakterien in der obersten Hautschicht schädigt und sie absterben lässt. Daraufhin kommt es meistens zu einer kurzzeitigen stärkeren

Entzündung, auf die aber eine schnelle Besserung folgt, bei der auch die Mitesser aufgelöst werden (auch als *Komedolyse* bezeichnet). Das Hautbild verbessert sich so innerhalb von kurzer Zeit.

Bei der Behandlung mit Benzoylperoxid trocknet die Haut an den betroffenen Stellen aus, was aber für die Therapie deutlich gewollt ist. Die trockenen Stellen pflegt man am besten mit einer feuchten, aber auf keinen Fall zu fettigen Creme. Fettige Cremes würden die frisch gereinigten Poren wieder verstopfen und neue Pickel hervorrufen.

Normalerweise nutzt man Benzoylperoxid höchstens für vier Wochen in Konzentrationen von zwei bis zehn Prozent.

Peelings

Sicherlich hast du schon oft von Peelings gehört, die die Haut reinigen und spürbar weicher machen sollen. *To peel* bedeutet im Englischen »schälen«, was die Wirkweise von Peelings ziemlich gut beschreibt. Denn sie sollen übermäßigen Talg und abgestorbene Hornzellen von der Haut förmlich abschälen.

Die wohl bekanntesten Peelings sind mechanische Peelings, die sogenannte Schleifpartikel wie Meersalz oder künstliche Stoffe enthalten (Tabelle Seite 147). Diese Peelings »rubbeln« Hautschuppen und übermäßigen Talg mechanisch von der Haut ab. Grundsätzlich sind sie durchaus wirksam und reinigen die Haut, jedoch ist bei ohnehin schon empfindlicher Haut jeder zusätzliche mechanische Reiz schädlich und kann das Hautbild schnell verschlechtern. Daher sind diese nur bei nicht stark entzündlicher Haut zu verwenden. Achte darauf, dass du natürliche Inhaltsstoffe wählst. Eine gute Wahl ist zum Beispiel das Facial Scrub von Dr. Barbara Sturm, ein sanftes hautverfeinerndes Gesichtspeeling mit einer sehr feinen, runden Körnung.

Alternativ sollte man bei empfindlicher Haut wie bei Akne eher zu chemischen Peelings greifen. Diese enthalten meistens bestimmte Säuren, die Bindungen zwischen den abgestorbenen Hautzellen und den Talgmolekülen lösen und so dafür sorgen, dass man sie problemlos abwaschen kann. Bei den chemischen Peelings unterscheidet man grundsätzlich verschiedene Säuren, die auf jeweils andere Art wirken und für verschiedene Hauttypen geeignet sind.

AHA (Alpha-Hydroxysäure)

Alpha-Hydroxysäuren sind chemische Verbindungen, die in Form von Fruchtsäuren ganz natürlich in einigen Pflanzen und Früchten vorkommen. Dazu gehören beispielsweise die Apfelsäure, Mandelsäure, Milchsäure oder auch die Glycolsäure. AHAs sind wasserlösliche Substanzen, die in oberflächliche Bereiche der Haut eindringen und dort Feuchtigkeit spenden. Dadurch stärken sie die natürliche Barriere der Haut und sind besonders für empfindliche, trockene Haut geeignet. Als Peeling befreien sie die Haut noch zusätzlich von überflüssigen Hautschuppen und Talg, wodurch sie empfindliche Haut zusätzlich vor Unreinheiten schützen.

BHA (Beta-Hydroxysäure)

Beta-Hydroxysäuren sind deutlich fettlöslichere Verbindungen als AHAs. Ihr wohl bekanntester Vertreter ist die Salicylsäure, die wir auch als Inhaltsstoff von Cremes und Lotionen kennengelernt haben (Tabelle Seite 147). Aufgrund ihrer fettlöslichen Eigenschaften können BHAs deutlich tiefer in die Poren eindringen als AHAs und können deshalb auch verstopfte Talgdrüsen befreien. So verschwinden die Mitesser, die durch verstopfte Talgdrüsen entstanden sind und es entstehen durch die gründliche Reinigung auch deutlich weniger Unreinheiten. Durch die zusätzlichen entzündungshemmenden Wirkungen der Salicylsäure heilen Pickel deutlich schneller ab. Obwohl sie eine Säure ist, beruhigt die BHA die Haut und hilft so auch gegen störende Rötungen.

> Generell gilt bei allen Peelings und insbesondere bei chemischen Peelings: Das »Schälen« der Haut erhöht besonders in den ersten Wochen die Lichtempfindlichkeit. Deshalb sollte man unbedingt auf ausreichend Sonnenschutz achten, ansonsten kann die Haut durch UV-Strahlung zu stark gereizt werden.

Weil BHAs so tief in die Haut eindringen, sollte man hier besonders auf die Dosis aufpassen. Konzentrationen von zwei Prozent können sehr empfindliche Haut schon übermäßig reizen, weswegen man besonders bei den ersten Anwendungen mindestens zwei bis drei Tage bis zum nächsten Peeling warten sollte.

Peelings sollte man nicht täglich, sondern je nach Bedarf maximal ein- bis zweimal pro Woche verwenden (Tabelle Seite 147). Sie eignen sich besonders für die abendliche Pflegeroutine, weil sie die Haut gründlich reinigen und die Poren zugänglicher für andere Pflegeprodukte machen. Diese können dann über Nacht gut in die Haut einziehen und ihre volle Wirkung entfalten.

Verschiedene Inhaltsstoffe zur Aknetherapie einschließlich Peelings			
Inhaltsstoff	**Wirkung**	**Konzentration**	**Anwendungshäufigkeit**
Retinoide	Antibakteriell und antientzündlich, hemmen Hornzell- und Talgproduktion	0,05–01 Prozent	Dauerhaft 1- bis 2-mal täglich (verschreibungspflichtig)
Azelainsäure	Antibakteriell und antientzündlich, baut abgestorbene Hornzellen ab (keratolytisch)	15–20 Prozent	Einmal täglich, nur bei akuten Hautunreinheiten
Salicylsäure	Antibakteriell, löst Hautschuppen auf, befreit verstopfte Talgdrüsen	1 Prozent	1- bis 2-mal täglich bei beginnenden Aknepickeln
Niacinamide	Stärkt die Hautbarriere und hemmt Talgproduktion	2–5 Prozent	1- bis 2-mal täglich
Benzoylperoxid	Tötet Bakterien ab und löst Mitesser auf	2–10 Prozent	1- bis 2-mal täglich wirklich nur auf betroffene Stellen
Peelings			
AHA	Spendet Feuchtigkeit und reinigt oberflächlich	5–10 Prozent	Je nach Bedarf 1- bis 3-mal pro Woche
BHA	Entzündungshemmend, dringt tief in die Haut ein und löst dort Talg auf	1–2 Prozent	Je nach Bedarf 1- bis 3-mal pro Woche

Rezept für deine eigene Creme

Nachdem wir besprochen haben, wie eine Creme überhaupt aufgebaut ist, möchten wir dir zeigen, wie du deine eigene Creme zu Hause herstellen kannst. Diese Creme sollte nicht in einem Schub verwendet werden, sondern als Basispflege während eines stabilen, schubfreien Intervalls. Die Hauptbestandteile für die selbstgemachte Creme sind Sheabutter und ein beliebiges Öl, zum Beispiel Avocadoöl.

Sheabutter findet sich in vielen Hautpflegeprodukten und ist ein wirkliches Allroundtalent für die Haut. Sie steckt voller wichtiger Vitamine und Mineralien, welche entzündungshemmend wirken und die Haut vor Schäden schützen. Noch dazu beinhaltet sie wertvolle ungesättigte Fettsäuren, die die natürliche Hautbarriere unterstützen und die Haut geschmeidig halten.

Besonders bei Akne ist Sheabutter ein beliebter und hilfreicher Wirkstoff. Sie ist nicht komedogen, das heißt, sie verursacht keine neuen Mitesser. Ganz im Gegenteil: Die Inhaltsstoffe der Sheabutter bekämpfen Mitesser und sorgen so für eine reinere Haut. Zusätzlich wirkt sie entzündungshemmend und antibakteriell, was auch der Entstehung von Pickeln vorbeugt. Damit du dich selbst davon überzeugen kannst, zeigen wir dir jetzt, wie man die Creme herstellt.

Stelle deine eigene Creme her

Zutaten

- Sheabutter (am besten unraffiniert, findet man in den meisten Drogerien),
- Öl (am besten wertvolle Öle wie Avocado- oder Mandelöl),
- Emulgator (in der Apotheke erhältlich),
- Verschließbares und desinfiziertes Gefäß.

So wird es gemacht

Zuerst bringst du etwa 250 Milliliter Wasser in einem Topf zum Kochen und gibst dann die Sheabutter in das kochende Wasser. Sobald die Sheabutter geschmolzen ist, gibst du den Emulgator aus der Apotheke hinzu und mischst das Öl durch Rühren langsam unter, bis eine gleichmäßige Masse entsteht. Sobald die Mischung flüssig geworden ist, nimmst du den Topf vom Herd und lässt alles auf etwa 40 Grad abkühlen (am besten wäre hierfür ein Küchenthermometer). Die fertige Masse füllst du nun in das verschließbare und desinfizierte Gefäß. Ein sauberes Gefäß ist wichtig, damit sich möglichst wenige Bakterien in der Creme absetzen können, die sie verderben könnten. Sobald die Creme abgekühlt ist, bist du auch schon fertig!

Die selbstgemachte Creme ist nicht nur schnell gemacht, sondern auch ideal für die tägliche Hautpflege bei unreiner Haut.

Aknehaut braucht besondere Pflege

Akne ist zwar weltweit eine der häufigsten Hauterkrankungen, trotzdem pflegen die Betroffenen ihre Haut nur selten richtig. Das ist auch kein Wunder, denn bei der Vielfalt von Pflegeprodukten kann man schnell den Überblick verlieren.

Das Ziel bei der Pflege von zu Akne neigender Haut ist, Haut und Poren möglichst gründlich zu reinigen und die Haut vor Bakterien und Entzündungen zu schützen. Dabei sollte die Haut möglichst wenig gereizt werden, um noch mehr Entzündungen und Rötungen zu verhindern. Um eine Akne gut zu pflegen und nicht noch zu verschlimmern, sollten die Produkte deshalb folgende Merkmale aufweisen:

- Passender pH-Wert: Damit die Pflegeprodukte die Haut nicht reizen, sollte ihr pH-Wert etwa gleich dem der Haut (5,5) sein.
- Nicht fettend: Bei Akne ist die Haut ohnehin schon fettig und die Produkte sollten nicht noch zusätzliches Fett auf die Haut bringen (wenn ein fettiger Hauttyp vorliegt).
- Keratolytisch: *Keratolytische* (zu Deutsch »Keratin auflösend«) Pflegeprodukte lösen, wie der Name schon sagt, überschüssige abgestorbene Hautzellen auf.
- Nicht komedogen: Da Komedonen ein Hauptbestandteil der Akne sind, sollten durch die Hautpflege nicht noch mehr Mitesser entstehen.
- Komedolytisch: *Komedolytische* (zu Deutsch »Mitesser auflösend«) Produkte sind in der Lage, den Talg in Mitessern aufzulösen.

Es gibt sogenannte »Akutroller«, das heißt Produkte, die punktuell die Mitesser bekämpfen können, wie das Seborra von Dermasence, welches Gluconolacton enthält, eine milde natürliche Fruchtsäure, sowie Salizylsäure, die gut die vermehrte Verhornung in den Griff bekommt.

Die richtige Gesichtsreinigung

Eine gründliche Reinigung ist bei zu Akne neigender Haut nicht nur der erste, sondern auch wichtigste Schritt bei einer guten Pflege. Das Ziel bei der Reinigung ist es, die Haut von möglichst viel überschüssigem Talg und abgestorbenen Hautzellen zu befreien. Dabei muss man besonders darauf achten, die Haut nicht unnötig zu reizen, weil sich die Akne sonst wieder verschlimmern kann.

Das Gesicht sollte man deshalb etwa ein bis zwei Mal pro Tag mit einem möglichst milden Reiniger und lauwarmem Wasser waschen. Dabei muss man das Reinigungsmittel möglichst sanft in die Haut einmassieren, weil schwere Akneformen sogar bei zu festen Berührungen aufblühen können.

Auch regelmäßige Dampfbäder helfen bei einer gründlichen Reinigung. Der warme Dampf sorgt dafür, dass der überschüssige Talg leichter entfernt werden kann, und zwar dadurch, dass er weicher wird. Dazu kann man einfach zu Hause einen Topf mit Wasser zum Kochen bringen und das Gesicht für ein paar Minuten über den Dampf halten. Der Talg lässt sich somit besser entfernen.

Auch regelmäßige Peelings helfen, die verstopften Drüsen zu befreien und überschüssige Hautschuppen zu entfernen, damit diese die Poren nicht verstopfen können. Bei Peelings sollte man darauf achten, dass sie gut für die Haut verträglich sind und sie nicht übermäßig reize. Dann kann man sie etwa ein bis zwei Mal pro Woche oder bei Bedarf auch öfter verwenden (»Inhaltsstoffe gegen Akne« , Seite 142). Zusätzlich zur normalen Reinigung kann man auch ein sanftes Gesichtswasser – oder auch Tonic genannt – benutzen, das unerwünschte Bakterien auf der Haut durch den leichten alkoholischen Gehalt entfernt.

Besonders wichtig ist es, abends Make-up und andere Produkte von der Haut zu entfernen. Über die Nacht würden sie die Haut sonst reizen, weitere Poren verstopfen und zu noch mehr Unreinheiten führen.

Männer müssen besonders beim Rasieren aufpassen, dass sie die ohnehin schon reizbare Haut noch zusätzlich schädigen. Deshalb sollte man sich immer »mit dem Strich« rasieren, das heißt in die Richtung des Haarwachstums, um keine kleinen Wunden bekommen. Man sollte seinen Rasierer auch nach jeder Rasur gründlich reinigen, denn Bakterien nutzen den Rasierer gerne, um von einer Talgdrüse zur nächsten zu gelangen und auch dort einen entzündlichen Pickel hervorzurufen. Deshalb ist besonders nach der Rasur eine gründliche, und vor allem sanfte, beruhigende Pflege notwendig, damit die Haut nicht noch zusätzlich geschädigt wird.

Und natürlich gilt auch bei der Reinigung die Grundregel: Finger weg von den Pickeln! Das häufige Anfassen oder Ausdrücken verschlimmert die Entzündungen nämlich weiter und kann nicht nur zu mehr Pickeln, sondern auch zu tieferen, schmerzhaften Entzündungen führen, die unschöne Flecken oder Narben auf der Haut hinterlassen.

Die optimale Tages- und Nachtpflege

Nach der gründlichen Reinigung benötigt die Haut jetzt eine ordentliche Pflege, mit der die Haut beruhigt und gekühlt wird.

Bei einer durchgehend fettigen Haut, wie es bei Akne üblich ist, sollte man auf eine feuchtigkeitsspendende und fettarme Pflege setzen. Deshalb eignen sich bei Akne besonders fettarme und wasserhaltige Grundlagen wie Lotionen und Gels.

Aber nicht nur die Löslichkeit ist wichtig, natürlich sind auch – und vor allem – die Inhaltsstoffe sehr bedeutend für die richtige Pflege. Neben antibakteriellen Eigenschaften sollten die Pflegeprodukte auch keratolytische und komedolytische Wirkung haben, um Pickel und Mitesser optimal zu bekämpfen; keratolytisch, um die alten Horn- und Hautschüppchen oder die äußere Hautschicht abzutragen, damit die darunter liegende neue Haut mit Luft versorgt werden kann, und komedolytisch, um Komedone, also Mitesser, aufzulösen und die Poren zu reinigen. Eine Auswahl an besonders hilfreichen Wirkstoffen gegen Akne und Hautunreinheiten haben wir dir bereits vorgestellt.

Grundsätzlich sollten sowohl Tages- als auch Nachtpflegeprodukte bei Akne in erster Linie beruhigend wirken und die Haut vor weiteren Mitessern oder Pickeln schützen. Tagespflege hat die wichtige Aufgabe, die empfindliche Haut auch vor Umwelteinflüssen zu schützen. Besonders wichtig ist hier auch ein gewisser Sonnenschutz, da empfindliche Haut besonders anfällig für die UV-Strahlen der Sonne ist. Zum richtigen Sonnenschutz bei Akne aber später mehr. Besonders für die Nachtpflege eignen sich chemische Peelings. Ein bis zwei Mal pro Woche kann man nach einer milden Reinigung abends AHAs oder BHAs verwenden, um die Haut gründlich und porentief zu reinigen. Hier stellt der Mousse Reinigungsschaum von Dermasence eine sehr gute Option dar. Die darin enthaltene Glycol- und Salicylsäure eignet sich bei unreiner Haut besonders gut. Sie zieht in die verstopften Poren ein und reinigt die Haut von innen. Die anschließende Pflege mit beruhigenden und antibakteriellen Cremes oder Lotionen zieht daraufhin besonders tief in die Poren ein und wirkt noch effektiver. Außerdem fühlt sich die Haut nach den Peelings weicher und noch dazu gesünder an. Sollte die Haut in einem stark entzündlichen Stadium mit eitrigen Pickeln und schmerzhaften Knoten sein, wäre ein chemisches Peeling erst nach Abklingen der starken Entzündung zu empfehlen.

Pflegeroutine als Beispiel

Nachdem wir nun die richtige Gesichtsreinigung und Pflege bei Akne kennengelernt haben, geht es nun an die tägliche Pflegeroutine. Die gewissenhafte und regelmäßige Hautpflege und gründliche Reinigung ist der Schlüssel zu einem verbesserten, reineren Hautbild.

Am Morgen

Nachts sammeln sich Talg und abgestorbene Hautzellen auf der Hautoberfläche, die zuerst entfernt werden müssen. Dazu solltest du das Gesicht mit einem milden (also pH etwa bei 5,5) Reinigungsmittel und lauwarmem Wasser von überschüssigem Talg und Hornzellen befreien. Hierzu eignet sich ebenso das Effaclar schäumendes Reinigungsgel. Es reinigt gründlich und sanft, ohne auszutrocknen. Im Anschluss trocknest du das Gesicht mit einem weichen, sauberen Handtuch durch Tupfen sanft ab. Reiben oder raue Tücher würden die Haut unnötig reizen und eine Akne eventuell sogar verstärken. Nach der Reinigung kann man das Gesicht noch weiter mit einem passenden Gesichtswasser behandeln. Im besten Fall sollte dieses zur Desinfektion leicht alkoholhaltig sein und entzündungshemmende Inhaltsstoffe haben.

Nach der wichtigen Reinigung folgt jetzt die Pflege für den Tag. Eine gute Tagespflege soll die Haut beruhigen, ihr Feuchtigkeit spenden und die natürliche Hautbarriere für den Tag stärken. Solltest du im Laufe des Tages merken, dass die Haut spannt oder sich gereizt anfühlt, kannst du natürlich jederzeit noch mehr beruhigende Tagespflege wie zum Beispiel Cleanance Hydra Feuchtigkeitspflege von Avène verwenden. Zusätzlich sollten die Pflegeprodukte für den Tag auch einen gewissen Lichtschutzfaktor haben, damit die empfindliche Haut gut vor UV-Strahlung geschützt ist. Dazu aber gleich mehr.

Um Unreinheiten wie Pickel abzudecken, kannst du natürlich Abdeckstifte wie den DermoPure Abdeckstift von Eucerin und/oder Make-up wie das getönte Effaclar

Duo+ Unifiant verwenden. Diese Produkte sind gut hautverträglich und regulieren die Talgreduktion. Hierdurch kannst du gleichzeitig deine Haut pflegen und durch die leichte Pigmentierung einen gleichmäßigeren Teint erreichen.

Am Abend

Die abendliche Reinigung und Pflege ist mindestens genauso wichtig wie am Morgen. Für die Reinigung nutzt du wieder ein mildes Reinigungsmittel mit lauwarmem Wasser und tupfst dein Gesicht anschließend mit einem sauberen Handtuch trocken ab. Abends ist eine gründliche Reinigung besonders wichtig, um Make-up und den Schmutz zu entfernen, der sich im Laufe des Tages auf der Haut gesammelt hat.

Außerdem ist es wichtig, dass ebenso die Haare gut gewaschen werden, insbesondere, wenn diese fettig sind. Achte hierbei auf Produkte, die talgabsorbierend wirken. Eine gute Wahl stellt das Argeal von Ducray dar, welches durch die weiße Tonerde (auch *Kaolin* genannt) den überschüssigen Hauttalg entfernt und somit das Nachfetten verzögert.

Die abendliche Pflege soll die Haut natürlich auch beruhigen und ihr Feuchtigkeit spenden. Außerdem soll sie die nächtliche Regeneration der Haut unterstützen, indem sie möglichst keratolytisch und komedolytisch wirkt. So löst sie verstopfte Poren und überschüssige Hautschuppen auf und gibt der Haut die Möglichkeit, sich natürlicherweise zu regenerieren.

In deine tägliche Pflegeroutine kannst du jederzeit Medikamente einbauen, die der Hautarzt dir bei schwerer Akne verschreibt. Achte dabei besonders darauf, die Medikamente erst kurze Zeit nach der Reinigung zu verwenden und frage deinen Hautarzt, ob du die normalen Pflegeprodukte während der Behandlung weiterverwenden sollst.

Gastbeitrag von Hautpflegeexpertin Emily

Wer bist du und was ist deine Profession?

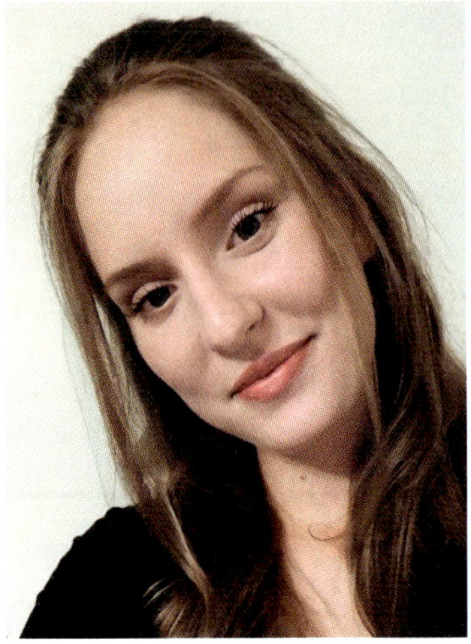

Ich heiße Emily und wohne seit 2016 in Berlin. Ich wurde in England geboren und zog als junge Teenagerin mit meiner Familie nach Deutschland. Seitdem ich nach Berlin gezogen bin, studiere ich und arbeite derzeit an meinem zweiten Bachelor of Science-Abschluss. Ich interessiere mich schon seit dem Abitur für Naturwissenschaften und möchte später in diesem Bereich arbeiten. Da ich bereits als 13-Jährige von einem Hautarzt die Diagnose »Akne« erhielt, lebe ich nun schon 12 Jahre mit dieser Erkrankung, welche ich jedoch mittlerweile gut im Griff habe.

Wann und wieso hast du angefangen, dich mit Wirkstoffen in Kosmetika zu beschäftigen?

Schon als ich vom Hautarzt erstmalig ein Medikament zum Auftragen auf die Haut verschrieben bekam, begann mein Interesse für die verschiedenen Wirkstoffe gegen Akne. Erst später, etwa mit 18 Jahren, interessierte ich mich auch für andere Wirkstoffe in der Hautpflege, da ich nach einer Lösung für irritierte und gerötete Haut suchte. Schnell merkte ich, dass man online zwar viele Informationen bereitgestellt bekommt, diese aber nicht geprüft werden und somit viele Fehlinformationen bezüglich Hautpflege im Umlauf sind. Nachdem ich im Studium gelernt habe, wie man wissenschaftliche Studien korrekt liest und einschätzt, konnte ich diese Informationen selbst prüfen und mir zusätzliches Wissen über Wirkstoffe und Hautpflege aneignen.

Was sind wichtigsten Grundlagen, die man über Wirkstoffe wissen sollte?

Weniger ist mehr und Geduld ist gefragt. Wenn man sich über Wirkstoffe informiert, merkt man schnell, dass es hunderte davon gibt und viele für ein bestimmtes Hautproblem zum Einsatz kommen können. Du hast Pigmentflecken? Dagegen können Vitamin C, Azelainsäure, Tranexamsäure, Retinoide, Glycolsäure und viele weitere Wirkstoffe wirksam sein. Diese Menge an Wirkstoffen und daraus resultierenden Produkten auf dem Markt kann überfordernd sein und man sollte niemals zu allen gleichzeitig greifen, denn auch bei der Kombination gibt es viel zu beachten und in den häufigsten Fällen sind Kombinationen auch nicht notwendig. Daher sollte man mit einem Wirkstoff beginnen, sich über die Anwendungshinweise informieren und der Behandlung Zeit geben.

Was wünschst du dir noch mehr in der Kommunikation zum Thema »Akne«?

Ich würde mir wünschen, dass Akne-Patienten besser vermittelt wird, dass sie nicht an ihrer Erkrankung schuld sind. Dass Genetik und Umweltfaktoren eine Rolle spielen, wissen die meisten, allerdings sehe ich immer wieder, wie sich Patienten stark in ihrer Ernährung und/oder ihrem Lebensstil einschränken, obwohl dies aller Wahrscheinlichkeit nach nicht die Hauptursachen sind. Somit stellen diese Einschränkungen nur eine weitere, oft unnötige Belastung dar. Eine Akne-Erkrankung hängt in den häufigsten Fällen mit einer Verhornungsstörung der Haut zusammen, weshalb es gilt, diese nach ärztlicher Konsultation durch topische (also auf die Haut aufgetragene) oder auch oral eingenommene Medikamente zu regulieren.

Du bist eine erfolgreiche Person, die offen mit ihrer Community interagiert. Bei Instagram teilst du dein Wissen zu Inhalts- und Wirkstoffen. Was sind deine »Best Practices« für die Haut und was möchtest du anderen Frauen mitgeben?

Vielen Dank für die lieben Worte. Meine »Best Practices« wären die vier Grundpfeiler einer einfachen, aber wirksamen Hautpflegeroutine, welche ich gern interessierten Leserinnen und Lesern mit auf den Weg gebe:

1. **Milde Reinigung**: Nutze morgens und abends eine Gesichtsreinigung, die sich für dich gut anfühlt und deine Haut im Anschluss nicht spannen lässt.
2. **Wirkstoff-Produkt:** Hier setzt man zum Beispiel ein Serum ein, welches einen bestimmten Wirkstoff enthält, der gegen ein individuelles Hautproblem wirkt, zum Beispiel ein Produkt mit Salicylsäure gegen Unreinheiten.
3. **Creme:** Um die Haut geschmeidig zu halten und vor Austrocknung zu schützen, was besonders für Akne-Patienten gilt, die Medikamente bekommen, sollte man morgens und abends eine zum Hauttyp passende Creme verwenden. Patienten mit einem öligen Hauttyp profitieren meist von Lotionen oder Gelcremes, während solche mit trockenem Hauttyp gern zu reichhaltigeren Cremes oder Balms mit höherer Lipidphase greifen können.
4. **Sonnenschutz am Morgen**: Der letzte Schritt der Hautpflegeroutine sollte morgens der Sonnenschutz sein, ganz egal, welche Jahreszeit gerade ist. Dies ist besonders wichtig, wenn man Aknemedikamente verwendet oder einnimmt. Idealerweise greift man zu einem Produkt mit Lichtschutzfaktor 50; ein Faktor 30 sollte es mindestens sein.

Wo findet man dich?

Man findet mich unter @scienskin bei Instagram. Ich gebe auf meinem Account Tipps und Empfehlungen für verschiedenste Hautprobleme, kläre über Wirkstoffe auf und versuche, die häufigsten Hautpflege-Mythen aus dem Weg zu räumen.

Die richtige Sonnencreme für Akne

Wer mag es nicht: Das wohlig warme Gefühl der ersten Sonnenstrahlen auf der Haut – endlich Sommer, endlich die Sonne genießen und braun werden?

Doch besonders mit empfindlicher Haut wie bei Akne sollte man die Sonne in Maßen genießen. Denn die Sonne hat zwar einige Vorteile für die Haut, sie regt beispielsweise die Blutversorgung an und ermöglicht die Produktion von wichtigem Vitamin D. Jedoch kann sie der Haut auch erheblichen Schaden zufügen und auch Akne negativ beeinflussen. Übermäßige UV-Strahlung führt beispielsweise zur vermehrten Bildung von Hornzellen, wodurch Talgdrüsen leichter verstopfen können und sich so mehr Mitesser und Pickel bilden. Zusätzlich erhöht viel direkte UV-Strahlung auch das Risiko für Hautkrebs. Besonders empfindlich für UV-Strahlen ist die Haut, wenn man eine Akne medikamentös, beispielsweise mit Retinoiden wie Isotretinoin, behandelt. Durch diese Mittel wird die Haut dünner und entwickelt deutlich schneller einen schmerzhaften Sonnenbrand.

Deshalb ist der richtige Sonnenschutz besonders bei Akne sehr wichtig. Doch die richtige Sonnencreme für Akne ist gar nicht so leicht zu finden. Die meisten herkömmlichen Sonnencremes haben einen sehr hohen Fettanteil, weshalb die Haut nach der Anwendung sehr ölig scheint. Zu viel Fett ist aber nicht nur unangenehm, sondern kann bei Akne schädlich sein und die Hautunreinheiten noch verschlimmern. Glücklicherweise gibt es spezielle, fettarme Sonnenschutzmittel extra für empfindliche Haut. Diese Mittel basieren meist auf wasserhaltigen Gels, die die Haut noch zusätzlich kühlen. Achte beim Sonnenschutz aber auch darauf, dass das Produkt als nicht komedogen gekennzeichnet ist, weil die Creme sonst zu noch mehr Mitessern führen kann.

Viele Menschen vergessen oft, dass UV-Strahlung nicht nur im Sommer Auswirkungen auf die Haut hat. Auch im Winter und bei bedecktem Himmel kann die UV-Strahlung der Sonne die Haut schädigen. Besonders bei medikamentöser Therapie der Akne ist die Haut sehr empfindlich gegenüber UV-Strahlen, weshalb du auch an bedeckten Tagen den Sonnenschutz nicht vergessen solltest. Am besten integrierst du den passenden Sonnenschutz also direkt in deine tägliche Hautpflegeroutine. Eine weitere Alternative sind Puder mit integriertem Lichtschutzfaktor, die die Haut nicht fetten.

Der Einfluss des Lebensstils auf die Haut

So wie man sagt, dass die Augen der Spiegel zur Seele sind, ist die Haut der Spiegel des gesamten Körpers. Ein geschulter Blick auf die Haut verrät sofort, wie es dem Gegenüber geht.

Und nicht umsonst gilt: Ein gesunder Lebensstil macht schön. Denn selbst die besten Beauty-Produkte und Kosmetika helfen nicht, wenn der Körper und die Haut sonst schlecht behandelt werden. Doch zu einem gesunden Lebensstil gehört noch mehr als Hautpflege und eine gesunde Ernährung, die wir in Kapitel 4 besprochen haben (Seite 93). Auch körperliche Aktivitäten wie Sport sind nicht nur ein gutes Hobby, sondern stärken auch das Immunsystem und schützen so indirekt unsere Haut.

Im Gegensatz dazu gibt es auch Lebensstil-Faktoren, die der Haut schaden können. Dazu gehören übermäßiger Alkoholkonsum, Rauchen und – besonders wichtig – auch körperlicher und psychischer Stress. Sie alle schaden dem gesamten Körper und somit auch natürlich der Haut. Raucher neigen eher zu Akne und Hautunreinheiten und auch bei Stress können schnell sogenannte Stresspickel entstehen.

Schauen wir uns jetzt also genauer an, wie sich der Lebensstil auf die Haut auswirkt und richten den Fokus besonders darauf, was man der Haut mit einem gesünderen Lebensstil Gutes tun kann.

Was Alkohol und Nikotin der Haut antun

Alkohol und Nikotin gelten als zwei der häufigsten Risikofaktoren für ganz verschiedene Krankheiten. Auch die Akne ist da keine Ausnahme.

Beim Einatmen von Zigarettenrauch gelangt nicht nur Nikotin in den Körper, sondern auch etliche andere Substanzen, die dem Körper potenziell schaden können. Auch eine Akne wird durch verschiedene Stoffe der Zigaretten begünstigt. Darunter sind viele verschiedene entzündungsfördernde Substanzen, die auch auf der Haut zu Unreinheiten und sogar entzündlichen Aknepickeln führen können. Zusätzlich verengt Nikotin die Blutgefäße, wodurch die Haut nach dem Rauchen schlechter durchblutet wird. Das beeinträchtigt in erster Linie die Wundheilung, weil die Zellen dafür auf eine gute Sauerstoffversorgung angewiesen sind. Deshalb verheilen Wunden bei Rauchern deutlich schlechter und es bilden sich schneller Narben.

Insgesamt altert die Haut durch Zigaretten auch viel schneller: Es bilden sich mehr Falten und die Haut wirkt fahl, trocken und nicht mehr so rosig, wie sie sein sollte.

Rauchen schädigt die Haut von innen und schwächt sie noch zusätzlich gegen Erreger von außen. Dadurch steigt auch das Risiko für diverse Hauterkrankungen deutlich an; auch die Akne ist keine Ausnahme. Bei einer Studie mit 1000 Frauen waren etwa 40 Prozent der Raucherinnen von Akne betroffen, aber nur 10 Prozent der Nichtraucherinnen.[6] Auch bei der *Akne inversa*, einer akneähnlichen Hautkrankheit, bei der tiefe Narben entstehen können (mehr dazu in Kapitel 3, Seite 75), gilt Rauchen als Risikofaktor Nummer eins.

Es gibt also mehr als genug gute Gründe, nicht zu rauchen. Auch wenn es nicht immer leicht ist, sollte man für die eigene Gesundheit, aber auch für eine gesunde Haut, möglichst mit dem Rauchen aufhören. Denn Rauchen beschleunigt auch die Hautalterung und Faltenbildung. Selbst die besten Pflegeprodukte können auf Dauer nicht gegen die Hautschäden durch Zigaretten ankommen.

Auch übermäßiger Alkoholkonsum geht an der Haut nicht spurlos vorbei.[7, 8] Trotz der vielen Gefahren von zu viel Alkohol ist er noch immer das Genussmittel Nummer eins in Deutschland. Auf die Haut hat Alkohol eine Vielzahl von unschönen Wirkungen. Wer viel trinkt, verspürt nach einer gewissen Menge Alkohol oft einen großen Durst nach Wasser. Das liegt daran, dass Alkohol den Körper gewissermaßen austrocknet. Auch bei der Haut macht er keine Ausnahme: Regelmäßiger und übermäßiger Alkoholkonsum entzieht der Haut Wasser und lässt sie schneller altern.

Auch auf Hautunreinheiten und Akne hat Alkohol einige Auswirkungen: Zum einen stimuliert er die Talgdrüsen der Haut. Diese bilden mehr Talg und können so auch schneller verstopfen. Die Folge ist die Entstehung von Mitessern, die sich durch Bakterien schnell zu entzündlichen Pickeln entwickeln können. Hier kommt auch schon eine weitere Wirkung des Alkohols ins Spiel: Er schwächt das Immunsystem und auch die natürliche Hautbarriere, wodurch Bakterien leichter in die Haut und somit auch in verstopfte Talgdrüsen eindringen können. Es entstehen deutlich mehr entzündliche Pickel und eine bestehende Akne verschlimmert sich.

Alkohol entzieht der Haut nicht nur Wasser, sondern auf Dauer auch wichtige Nährstoffe, wie Vitamin B und C. Die Haut wird durch Vitaminmangel trocken, schuppig und schlaff.

Aber zu diesen vielen unangenehmen Nebenwirkungen muss es gar nicht kommen, wenn man die wichtigste Regel im Umgang mit Alkohol beachtet: Kenne dein Limit!

Alkohol ist per se nicht sofort schädlich, denn es kommt wie so oft auf die Dosis an. Täglich sind für Frauen etwa 12 Gramm, und für Männer etwa 20 Gramm Alkohol unbedenklich. 20 Gramm entspricht ungefähr etwas mehr als 0,33 Liter Bier. Trotzdem sollte man mindestens 4 bis 5 Tage pro Woche komplett auf Alkohol verzichten.

Für eine gesunde Haut muss man also nicht komplett auf Alkohol verzichten. Wer sein Limit kennt, kann ab und zu seinen Lieblingscocktail ganz ohne schlechtes Gewissen genießen.

Der positive Effekt von Sport

Sport und viel Bewegung sind gut für die Gesundheit, das weiß mittlerweile jeder. Aber Sport beugt nicht nur den häufigsten Herz-Kreislauf-Erkrankungen wie Bluthochdruck oder Stoffwechselerkrankungen wie Diabetes vor, sondern hilft auch bei Hautunreinheiten. Man kann seinen Hautproblemen also doch buchstäblich davonlaufen.[9]

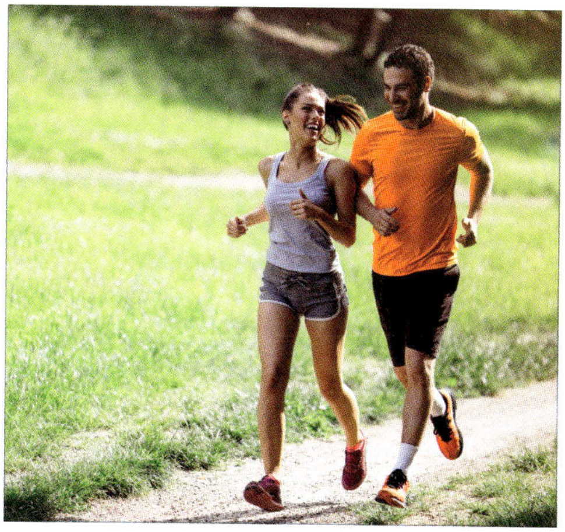

Vor allem Ausdauersport baut Stress ab und frische Luft tut der Haut zusätzlich gut.

Wieso wirkt Sport denn eigentlich so gut bei Akne? Das hat gleich mehrere Gründe. Zum einen ist Sport eine der besten Methoden, um sowohl körperlichen als auch psychischen Stress zu bewältigen. Der psychologische Aspekt rückt bei Akne immer weiter in den Vordergrund, denn wer viel Stress hat, ist auch anfälliger für Hauterkrankungen. Dazu aber später mehr. Sport reduziert die verschiedenen Stresshormone im Körper und sorgt dafür, dass man sich am Ende des Tages besser entspannen kann, was auch der Haut hilft.

Auch das Herz ist nur ein Muskel, der sich wie jeder Muskel trainieren und stärken lässt. Wer also regelmäßig Sport treibt, verbessert die Durchblutung des gesamten Körpers, denn ein starkes Herz hat auch in Ruhe eine deutlich bessere Pumpleistung. Das macht sich auch an der Haut bemerkbar: Durch die bessere Blutversorgung wird die Haut bis in die kleinsten Kapillaren versorgt und erscheint viel rosiger und gesünder. Zusätzlich können Entzündungen durch die gute Blutversorgung der Haut schneller bekämpft werden und entzündliche Pickel wie bei der Akne treten seltener auf.

Nicht nur das Herz wird durch Sport trainiert, auch die Atemmuskulatur wird mit der Zeit immer effektiver. Dadurch kann man deutlich leichter mehr Luft aufnehmen und die Sauerstoffversorgung des Körpers wird nicht nur verbessert, sondern auch erleichtert. Eine gute Versorgung mit Sauerstoff kommt auch der Haut zugute. Zudem stärkt Sport an der frischen Luft das Immunsystem, wodurch Entzündungen wie bei Akne noch seltener auftreten.

Sport trainiert nicht nur den Körper, sondern reinigt ihn auch porentief – im wahrsten Sinne des Wortes. Beim Sport kommt man ins Schwitzen, das ist ganz normal und sogar gut für die Haut. Denn durch das Schwitzen öffnen sich die Poren und der Schweiß spült Talg und abgestorbene Hornzellen aus ihnen heraus. Hier an der Oberfläche kann man sie leicht abwaschen, wodurch sie keine Pore mehr verstopfen können. Die Poren und Drüsen werden also quasi von innen heraus gereinigt. Da Mitesser und Pickel vor allem durch verstopfte Poren entstehen, treten sie mit ausreichend Sport weniger auf.

Einige wichtige Hinweise, die man vor und nach dem Sport beachten sollte

- Den Schweiß im Gesicht sollte man am besten immer mit einem sauberen Gesichtshandtuch abtupfen. Wenn man ihn einfach mit der Hand abwischt, besteht die Gefahr, dass Bakterien in die Poren gelangen und dort neue Entzündungen auslösen.
- Grundsätzlich sollte man beim Sport und allen schweißtreibenden Aktivitäten kein Make-up tragen. Denn Make-up kann die Poren verstopfen. So entstehen schnell Mitesser und entzündliche Pickel.
- Besonders wichtig ist auch, dass man sich möglichst unmittelbar nach dem Sport duscht. Wenn der Schweiß nämlich zusammen mit dem Talg und den abgestorbenen Hornzellen in die Haut eintrocknet, werden die gerade gereinigten Poren verstopft und bilden einen perfekten Nährboden für Bakterien. Wenn Duschen nicht sofort nach dem Sport möglich ist, sollte man vor allem bei Akne das Gesicht trotzdem zumindest mit lauwarmem Wasser reinigen.

Die Folgen von mentalem und körperlichem Stress

Bauchschmerzen, Übelkeit und Unwohlsein – dass psychischer Stress auch schnell körperliche Folgen haben kann, hat wohl jeder schon selbst erlebt. Auch die Haut leidet unter Stress.[10, 11] Sie wird nicht umsonst als Spiegel des körperlichen und seelischen Wohlbefindens bezeichnet. Hier können bei Stress schnell Unreinheiten oder sogar Stresspickel entstehen.[12, 13] Aber was genau passiert eigentlich bei Stress und wieso ist er so schädlich für die Haut?

Unter Stress schüttet der Körper ganz verschiedene Stresshormone aus, dazu gehören beispielsweise Adrenalin, Cortisol oder auch sogenannte Neuropeptide. In der Evolution des Menschen waren sie dafür gedacht, uns bei Gefahr

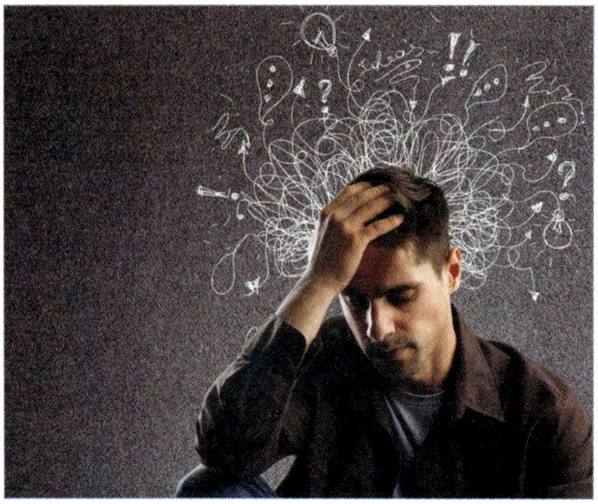

Ist man innerlich unausgeglichen, gerät auch die Haut außer Balance und Akne wird begünstigt.

reaktionsfähiger und stärker zu machen, um eine Gefahr entweder zu bekämpfen oder vor ihr zu fliehen. Dafür bringen sie wichtige Organe wie Herz, Muskeln und Lunge dazu, kräftiger zu arbeiten, wodurch aber andere Organe wie die Haut vernachlässigt werden.

Wenn der Stresspegel dauerhaft hoch ist, bleiben dementsprechend auch die Konzentrationen der Stresshormone, besonders von Cortisol, erhöht. Und hier liegt die Hauptursache für stressbedingte Hautprobleme. Denn Cortisol und andere Stresshormone regen die Produktion der Talgdrüsen an und schwächen das Immunsystem. Das sind gleich zwei Faktoren, die entzündliche Stresspickel begünstigen: Der übermäßige Talg kann die Poren verstopfen und das geschwächte Immunsystem ist nicht mehr in der Lage, Bakterien aus den Talgdrüsen fernzuhalten. Sie dringen in die verstopften Drüsen ein und führen dort zu Entzündungen und letztendlich Pickeln. Noch dazu vermindert Cortisol die Fähigkeit der Haut, Wasser zu speichern. Dadurch wird sie deutlich trockener und die natürliche Schutzbarriere der Haut wird zusätzlich geschwächt, was sie noch anfälliger für Entzündungen macht.

Weil bei Stress vor allem Organe wie das Herz und die Muskeln stärker durchblutet werden, sinkt auch die Blutversorgung der Haut. Die Hautzellen können sich langsamer regenerieren und Entzündungen schwerer bekämpfen.

Zudem führt ein hoher Stresspegel, beispielsweise in Prüfungszeiten, zu Schlafmangel, weniger Bewegung und auch veränderten Essgewohnheiten. Kurz gesagt: Man achtet viel weniger auf sich. Auch das sind Faktoren, die Hautunreinheiten begünstigen. Denn zusätzlich zu den schädlichen Einflüssen durch die Stresshormone fallen bei Stress häufig auch die positiven Effekte von gesunder Ernährung, reichlich Bewegung und ausreichend Schlaf oder Erholung weg.

Aber was hilft nun gegen Pickel und Akne bei Stress?

In erster Linie sollte man natürlich versuchen, den Stress und alle belastenden Faktoren so gut wie möglich zu vermeiden oder zu reduzieren. Das ist aber natürlich nicht immer möglich. Deshalb ist es wichtig, dem übermäßigen Stress mit möglichst viel Erholung und Ablenkung entgegenzuwirken. Besonders Sport und ausreichend Schlaf sind hier sehr wichtig. Denn Sport ist nicht nur gut für den Körper, sondern hilft auch, den Kopf etwas freier zu bekommen und den Stress zumindest für eine gewisse Zeit zu vergessen. Das haben wir den Endorphinen zu verdanken, den kleinen Glückshormonen, die während des Sports in unserem Körper ausgeschüttet werden.

Da der Körper bei Stress viel Energie braucht, sollte man auch auf die Ernährung viel Wert legen. Zwar ist besonders Fast Food in stressigen Zeiten verlockend, aber man sollte trotzdem versuchen, selbst nahrhafte und gesunde Gerichte zu kochen. Das stärkt nicht nur den Körper, sondern ist auch eine gute Abwechslung und Erholung.

Um trotz vielem Stress noch einen geregelten Tagesablauf zu haben, kann es dir vielleicht helfen, einen Zeitplan für jeden Tag zu erstellen. Plane hier aber auch immer Pausen für Entspannung, Sport oder Essen ein.

Quellenverzeichnis

Kapitel 1

1 *Skin, Skin Adnexa (Hair, Nails, Glands)* (2006); Amazing Numbers in Biology. Springer: Berlin, Heidelberg, S. 212–214

2 Bauer, Jürgen, Bahmer, Friedrich A., Wörl, Jürgen, Neuhuber Winfried, Schuler, Gerold, Fartasch, Manigé (2001): *A Strikingly Constant Ratio Exists Between Langerhans Cells and Other Epidermal Cells in Human Skin. A Stereologic Study Using the Optical Disector Method and the Confocal Laser Scanning Microscope.* Presented in part at the International Investigative Dermatology 1998, Cologne, Germany 1998, Journal of Investigative Dermatology, 116(2). S. 313–318

3 https://www.medizin-kompakt.de/zelle-in-zahlen

4 Moll, Roland, Divo, Markus, Langbein, Lutz (2008): *The human keratins: biology and pathology.* Histochem Cell Biol, 129. S. 705–722

5 Ya-Xian, Z., Suetake, T., Tagami, H. (1999): *Number of cell layers of the stratum corneum in normal skin – relationship to the anatomical location on the body, age, sex and physical parameters.* Arch Dermatol Res 291. S. 555–559

6 Lemperle, Gottfried (2015): *Chirurgische Inzisionen für eine optimale Narbenbildung. Abgeleitet von den Striae distensae.* Chirurgische Praxis, 80. S. 3–18

7 Brenner, Michaela, Hearing, Vincent J. (2008): *Modifying skin pigmentation – approaches through intrinsic biochemistry and exogenous agents.* Drug Discov Today Dis Mech, 5(2). S. e189–e199

8 Smith, K. R., Thiboutot D. M. (2008): *Thematic review series: Skin Lipids. Sebaceous gland lipids: friend or foe?* Journal of Lipid Research. 49(2). S. 271–281

9 Baker, Lindsay B. (2019): *Physiology of sweat gland function: The roles of sweating and sweat composition in human health.* Temperature (Austin), 6(3). S. 211–259

10 Takemura T., Wertz P. W., Sato K. (1989): *Free fatty acids and sterols in human eccrine sweat.* British Journal Dermatol, 120(1). S. 43–47

11 Baker, Lindsay B. (2019): *Physiology of sweat gland function: The roles of sweating and sweat composition in human health.* Temperature (Austin), 6(3). S. 211–259

12 Elmarzugi, Nagib A., Keleb, Eseldin I., Mohamed, Aref T., El Enshasy, Hesham A., Hamza, Amal M., Dlim, Marwa M., Layla, Ahmed A., Salama, Mohamed (2013): *Face powder problems perception survey,* International Journal of Pharmaceutical Science Invention, 2. S. 9–18

13 Tamatsu, Yuichi, Tsukahara, Kazue, Sugawara, Yasushi, Shimada, Kazuyuki (2015): *New finding that might explain why the skin wrinkles more on various parts of the face.* Clin. Anat. 28. S. 745–752

14 Gilbert, Jack A., Blaser, Martin J., Caporaso, J. Gregory, Jansson, Janet K., Lynch, Susan V., Knight, Rob (2018): *Current understanding of the human microbiome.* Nature Medicine 24(4). S. 392–400

15 Byrd, Allyson L., Belkaid, Yasmine, Segre, Julia A. (2018): *The human skin microbiome.* Nat Rev Microbiol, 16. S. 143–155

16 Rather, Parvaiz Anwar, Hassan, Iffat (2014): *Human demodex mite: the versatile mite of dermatological importance.* Indian J Dermatol. 59(1). S. 60–66

17 Byrd, Allyson L., Belkaid, Yasmine, Segre, Julia A. (2018): *The human skin microbiome.* Nat Rev Microbiol, 16. S. 143–155

18 Beylot C, Auffret N, Poli F, Claudel JP, Leccia MT, Del Giudice P, Dreno, Brigitte (2014): *Propionibacterium acnes: an update on its role in the pathogenesis of acne.* J Eur Acad Dermatol Venereol, 28(3). S. 271–278

19 Bain, Jerald (2007): *The many faces of testosterone.* Clin Interv Aging, 2(4). S. 567–576

20 Bechstein, S.K., Ochsendorf, F. (2017): *Akne und Rosazea in der Schwangerschaft.* Hautarzt, 68. S. 111–119

21 https://www.bzga.de/aktuelles/2019-09-19-neue-bzga-studiendaten-verhuetungsverhalten-erwachsener/

Kapitel 2

1 Nast, Alexander, Bayerl, Christiane, Borelli, Claudia, Degitz, Klaus, Dirschka, Thomas, Erdmann, Ricardo, Fluhr, Joachim, Gieler, Uwe, Hartwig, Roland, Meigel, Eva-Maria, Möller, Siegfried, Ochsendorf, Falk, Podda, Maurizio, Rabe, Thomas, Rzany, Berthold, Schink, Susanne, Zouboulis, Christos, Gollnick, Harald (2010): *S2k-Leitlinie zur Therapie der Akne.* JDDG: Journal der Deutschen Dermatologischen Gesellschaft, 8. S. s1–s59

2 Jansen, T., Janßen, O. Plewig, G. (2013): *Acne tarda.* Hautarzt 64. S. 241–251

3 Lesser, Edmund (1914): *Comedo.* In: Lehrbuch der Haut- und Geschlechtskrankheiten. Springer: Berlin, Heidelberg. S. 142–143

4 Nast, Alexander, Bayerl, Christiane, Borelli, Claudia, Degitz, Klaus, Dirschka, Thomas, Erdmann, Ricardo, Fluhr, Joachim, Gieler, Uwe, Hartwig, Roland, Meigel, Eva-Maria, Möller, Siegfried, Ochsendorf, Falk, Podda, Maurizio, Rabe, Thomas, Rzany, Berthold, Schink, Susanne, Zouboulis, Christos, Gollnick, Harald (2010): *S2k-Leitlinie zur Therapie der Akne.* JDDG: Journal der Deutschen Dermatologischen Gesellschaft, 8. S. s1–s59

5 Jansen, T., Janßen, O. Plewig, G. (2013): *Acne tarda.* Hautarzt 64. S. 241–251

6 Nast, Alexander, Bayerl, Christiane, Borelli, Claudia, Degitz, Klaus, Dirschka, Thomas, Erdmann, Ricardo, Fluhr, Joachim, Gieler, Uwe, Hartwig, Roland, Meigel, Eva-Maria, Möller, Siegfried, Ochsendorf, Falk, Podda, Maurizio, Rabe, Thomas, Rzany, Berthold, Schink, Susanne, Zouboulis, Christos, Gollnick, Harald (2010) *S2k-Leitlinie zur Therapie der Akne.* JDDG: Journal der Deutschen Dermatologischen Gesellschaft, 8. S. s1–s59

7 Baldwin, Hilary, Tan, Jerry (2021): *Effects of Diet on Acne and Its Response to Treatment.* Am J Clin Dermatol 22. S. 55–65

8 Plewig, Gerd, Jansen T. (1998): *Acneiform dermatoses.* Dermatology, 196(1), S. 102–107

Kapitel 3

1 Kokolakis, Georgios, Wolk, Kerstin, Schneider-Burrus, Sylke, Kalus, Stefanie, Barbus, Sebastian, Gomis-Kleindienst, Susana, Sabat, Robert (2020): *Delayed diagnosis of hidradenitis suppurativa and its effect on patients and healthcare system.* Dermatology, 236(5), S. 421–430

2 Schultheis, Michael, Staubach, Petra, Nikolakis, Georgios, Grabbe, Stephan et al. (2021): *LAight® Therapy Significantly Enhances Treatment Efficacy of 16 Weeks of Topical Clindamycin Solution in Hurley I and II Hidradenitis Suppurativa: Results from Period A of RELIEVE, a Multicenter Randomized, Controlled Trial.* Dermatology, Sept.

Kapitel 4

1 Pullar, Juliet M., Carr, Anitra C., Vissers, Margreet C. M. (2017): *The Roles of Vitamin C in Skin Health.* Nutrients, 9(8). S. 866

2 Ebd.

3 Humbert PG, Haftek M, Creidi P, Lapière C, Nusgens B, Richard A, Schmitt D, Rougier A, Zahouani H (2003): *Topical ascorbic acid on photoaged skin. Clinical, topographical and ultrastructural evaluation: double-blind study vs. placebo.* Exp Dermatol, 12(3). S. 237–244

4 Reichrath J (2007): *Vitamin D and the skin: an ancient friend, revisited.* Exp Dermatol, 16(7). S. 618–625

5 Alhetheli, Ghadah, Elneam, Ahmed Ibrahim Abd, Alsenaid, Adel, Al-Dhubaibi, Mohammed (2020): *Vitamin D Levels in Patients with and without Acne and Its Relation to Acne Severity: A Case-Control Study.* Clin Cosmet Investig Dermatol, 13. S. 759–765

6 Levin, Jacquelyn, Momin, Saira B. (2010): *How much do we really know about our favorite cosmeceutical ingredients?* J Clin Aesthet Dermatol, 3(2). S. 22–41

7 Fox, Lizelle, Csongradi, Candice, Aucamp, Marique, du Plessis, Jeanetta, Gerber, Minia (2016): *Treatment Modalities for Acne.* Molecules, 21(8). S. 1063

8 Mukherjee, Siddharth, Date, Abhijit, Patravale, Vandana, Korting, Hans Christian, Roeder, Alexander, Weindl, Günther (2006): *Retinoids in the treatment of skin aging: an overview of clinical efficacy and safety.* Clin Interv Aging, 1(4). S. 327–348

9 Kalman, Douglas, Hewlings, Susan (2021): *A Randomized Double-Blind Evaluation of a Novel Biotin and Silicon Ingredient Complex on the Hair and Skin of Healthy Women.* J Clin Exp Dermatol Res, 12. S. 55

10 Mensink, Gert, Burger, Martina, Beitz, Roman, Henschel, Yvonne, Hintzpeter, Birte (2002): *Was essen wir heute?* Gesundheitsberichterstattung des Bundes, Robert Koch-Institut

11 Dhaliwal, Simran, Nguyen, Mimi, Vaughn, Alexandra R, Notay, Manisha, Chambers, Cindy J, Sivamani, Raja K (2020): *Effects of Zinc Supplementation on Inflammatory Skin Diseases: A Systematic Review of the Clinical Evidence.* Am J Clin Dermatol 21(1), S. 21–39

12 Cervantes, Jessica, Eber, Ariel E, Perper, Marina, Nascimento, Vanessa M, Nouri, Keyvan, Keri, Jonette E (2018): *The role of zinc in the treatment of acne: A review of the literature.* Dermatol Ther, 31(1)

13 Bowe, Whitney P, Joshi, Smita S, Shalita, Alan R (2010) *Diet and acne.* Journal of the American Academy of Dermatology, 63(1), S. 124–141

14 Brandt, Staci (2013): *The clinical effects of zinc as a topical or oral agent on the clinical response and pathophysiologic mechanisms of acne: a systematic review of the literature.* J Drugs Dermatol, 12(5). S. 542–545

15 Bowe, Whitney P, Joshi, Smita S, Shalita, Alan R (2010): *Diet and acne.* Journal of the American Academy of Dermatology, 63(1), S. 124–141

16 Soliman, Yssra S, Hashim, Peter W, Farberg, Aaron S, Goldenberg, Gary (2019): *The role of diet in preventing photoaging and treating common skin conditions.* Cutis, 103(3). S. 153–156

17 Deutsche Gesellschaft für Ernährung, Österreichische Gesellschaft für Ernährung, Schweizerische Gesellschaft für Ernährungsforschung, Schweizerische Gesellschaft für Ernährung (D-A-CH) (2000): *Referenzwerte für die Nährstoffzufuhr.*

18 Bowe, Whitney P, Joshi, Smita S, Shalita, Alan R (2010): *Diet and acne.* Journal of the American Academy of Dermatology, 63(1), S. 124–141

19 Ebd.

20 Jung, JaeYoon, Kwon, Hyuck Hoon, Hong, Jong Soo, Yoon, Ji Young, Park, Mi Sun, Jang, Mi Young, Suh, Dae Hun (2014) *Effect of dietary supplementation with omega-3 fatty acid and gamma-linolenic acid on acne vulgaris: a randomised, double-blind, controlled trial.* Acta Derm Venereol, 94(5). S. 521–525

21 Bowe, Whitney P, Joshi, Smita S, Shalita, Alan R. (2010): *Diet and acne.* J American Academy of Dermatology, 63(1), S. 124–141

22 Baldwin, Hilary, Tan, Jerry (2021): *Effects of Diet on Acne and Its Response to Treatment.* Am J Clin Dermatol 22, S. 55–65

23 https://www.ndr.de/ratgeber/gesundheit/Ernaehrung-bei-Akne,akne136.html

24 Baldwin, Hilary, Tan, Jerry (2021): *Effects of Diet on Acne and Its Response to Treatment.* Am J Clin Dermatol 22, S. 55–65

Kapitel 5

1 Liu, Haibo, Yu, Haiyan, Xia, Jun, Liu, Ling, Liu, Guanjian, Sang, Hong, Peinemann, Frank (2020): *Evidence-based topical treatments (azelaic acid, salicylic acid, nicotinamide, sulfur, zinc, and fruit acid) for acne: an abridged version of a Cochrane systematic review.* J Evid Based Med. 13(4). S. 275–283

2 Ogé, Linda K, Broussard, Alan, Marshall, Marilyn D (2019): *Acne Vulgaris: Diagnosis and Treatment.* Am Fam Physician, 100(8). S. 475–484

3 Akhavan, Arash, Bershad, Susan (2003): *Topical acne drugs: review of clinical properties, systemic exposure, and safety,* Am J Clin Dermatol, 4(7). S. 473–492

4 Araviiskaia, E, Dréno, B (2016): *The role of topical dermocosmetics in acne vulgaris.* J Eur Acad Dermatol Venereol, 30(6). S. 926–935

5 Arif, Tasleem (2015): *Salicylic acid as a peeling agent: a comprehensive review.* Clin Cosmet Investig Dermatol, 26(8). S. 455–461

6 Capitanio B, Sinagra JL, Ottaviani M, Bordignon V, Amantea A, Picardo M (2007): *'Smoker's acne': a new clinical entity?* Br J Dermatol 157(5). S. 1070–1071

7 Smith, KE, Fenske NA (2000): *Cutaneous manifestations of alcohol abuse.* Journal of the American Academy of Dermatology, 43(1), S. 1–18

8 Claudel, JP, Auffret, N, Leccia, M, Poli, F, Dréno, B (2018): *Acne and nutrition: hypotheses, myths and facts.* J Eur Acad Dermatol Venereol, 32. S. 1631–1637

9 Liebich, Christoph, Wegin, Vanessa, Marquart, Christine, Schubert, Irene, von Bruehl, Marie-Luise, Halle, Martin, Oberhoffer, Renate, Wolfarth, Bernd (2021): *Skin Diseases in Elite Athletes.* Int J Sports Med 42(14). S. 1297–1304

10 Chiu, Annie, Chon, Susan Y, Kimball, Alexa B (2003): *The response of skin disease to stress: changes in the severity of acne vulgaris as affected by examination stress.* Arch Dermatol, 139(7). S. 897–900

11 Dréno B, Bettoli V, Araviiskaia E, Sanchez Viera M, Bouloc A (2018): *The influence of exposome on acne.* J Eur Acad Dermatol Venereol 32(5). S. 812–819

12 Picardi A, Abeni D (2001): *Stressful Life Events and Skin Diseases: Disentangling Evidence from Myth.* Psychother Psychosom, 70. S. 118–136

13 Jović, Anamaria, Marinović, Branka, Kostović, Kresimir, Čeović, Romana, Basta-Juzbašić, Aleksandra, Bukvić-Mokos, Zrinka (2017): *The Impact of Pyschological Stress on Acne.* Acta Dermatovenerol Croat, 25(2). S. 1133–1141

Bildnachweis

Seite 8 f.: Shutterstock/Inked Pixels

Seite 10 ff., 13 ff., 17 f., 23, 25, 27, 32, 38, 42, 44, 51, 58, 60, 72, 78 f., 81, 84, 88, 100, 110, 139 f.: Christina Demetrescu

Seite 48 f., 76, 96, 101: Shutterstock/New Africa

Seite 29: Shutterstock/sruilk

Seite 30: Shutterstock/Dean Drobot

Seite 31: Shutterstock/goodluz

Seite 54: Shutterstock/Nau Nau

Seite 55: Shutterstock/Nastyaofly

Seite 70: Shutterstock/fizkes

Seite 72 f.: Nora Achmaoui

Seite 74 f.: Shutterstock/Prostock-studio

Seite 92 f.: Shutterstock/Natalia Lisovskaya

Seite 104, 107, 109: Shutterstock/Evan Lorne

Seite 112, 119: Shutterstock/Yulia Furman

Seite 113, 116: Shutterstock/Oleksandra Naumenko

Seite 115: Shutterstock/Alexander Prokopenko

Seite 120, 130: Shutterstock/nadianb

Seite 123: Shutterstock/MariaKovaleva

Seite 124: Shutterstock/insta_photos

Seite 125: Shutterstock/8H

Seite 126: Shutterstock/Lapina Maria

Seite 127: Shutterstock/margouillat photo

Seite 129: Shutterstock/HelloRF Zcool

Seite 131: Shutterstock/marcin jucha

Seite 132: Shutterstock/Antonina Vlasova (o.); Shutterstock/Julia Sudnitskaya (u.)

Seite 133: Shutterstock/Chatham172

Seite 134 f.: Shutterstock/Pixel-Shot

Seite 154: Emily

Seite 159: Shutterstock/NDAB Creativity

Seite 162: Shutterstock/Billion Photos

Seite 173: Patrycia Lukas (o. und Mi.); Christian Paffhausen (u.)

Sachregister

Dank

An dieser Stelle möchten wir uns herzlich bei vielen Menschen bedanken, die uns bei der Entstehung des Buchs unterstützt haben, insbesondere bei Marcel, den wir auf die Reise mitnehmen durften.

Ein großes Dankeschön an das gesamte Team unserer Hautarztpraxis dermanostic (Alexandra, Andrea, Angelina, Annika, Asmen, Barbara, Christian, Dilek, Elien, Gina, Hanna, Iuliana, Ivy, Jan, Jenny, Johanna, Jorge, Julia, Klaus, Laura, Leonie, Lisa, Lise, Lotte, Lucas, Luís, Madeleine, Maria, Marie, Matilde, Maxime, Mona, Moritz, Nadja, Natalia, Norbert, Percy, Phil, Rafael, Rawaa, Reyhan Sarwi, Selina, Selma, Sigmund und Tim), das uns unterstützt hat. Ein großes Dankeschön an Jan-Erik sowie unseren Freunden.

Nora Kayser, dem Verlag und Lektorat danken wir für die Möglichkeit und Unterstützung, ein so wichtiges Thema zu verschriftlichen.

Wir bedanken uns außerdem bei unseren Familien und wundervollen Ehemännern Ole und Patrick, die uns zur Seite stehen.